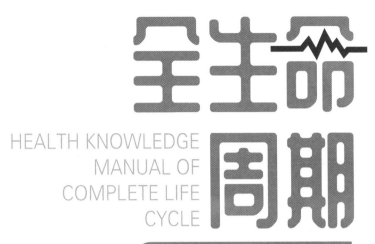

全生命周期

HEALTH KNOWLEDGE
MANUAL OF
COMPLETE LIFE
CYCLE

周期

健康知识手册

熊伟 主编

U0273045

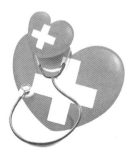

重庆出版集团
重庆出版社

图书在版编目(CIP)数据

全生命周期健康知识手册 / 熊伟主编. —重庆: 重庆出版社,
2021.11
　ISBN 978-7-229-16252-8

　Ⅰ.①全… Ⅱ.①熊… Ⅲ.①保健—手册 Ⅳ.①R161-62

中国版本图书馆CIP数据核字(2021)第254348号

全生命周期健康知识手册
QUAN SHENGMING ZHOUQI JIANKANG ZHISHI SHOUCE
熊伟　主编

责任编辑:吴向阳　程凤娟　陈仕达
责任校对:李小君
装帧设计:马　琳　陈　佳

 重庆出版集团
重庆出版社 出版

重庆市南岸区南滨路162号1幢　邮政编码:400061　http://www.cqph.com
重庆友源印务有限公司印刷
重庆出版集团图书发行有限公司发行
全国新华书店经销

开本:889mm×1194mm　1/32　印张:5.125　字数:126千
2021年11月第1版　2021年11月第1次印刷
ISBN 978-7-229-16252-8
定价:45.00元

如有印装质量问题,请向本集团图书发行有限公司调换:023-61520678

编　委　会

主要作者简介

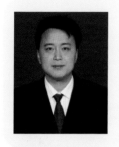

付胜，副主任医师，现任重庆市江津区决策咨询委员会专家，曾任重庆市专员办新型农村合作医疗基金管理专家、重庆市医疗保障专家、重庆市医改专家，曾长期从事重庆市江津区新型农村合作医疗、卫生医疗、科技管理工作，发表学术论文30余篇。

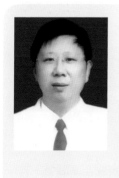

付世全，主任医师，现任重庆市江津区中心医院心内科主任、国家高血压达标中心认证评审专家、中国健康管理协会高血压专委会委员、重庆市医学会心血管专委会常委、重庆市科学传播专家团健康科普首席专家等，担任多个杂志编委及审稿人，参编多部专著，获国家专利2项，发表学术论文20余篇（其中SCI 1篇）。

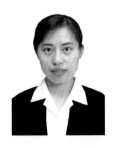

　　李华，主任医师，现任重庆市江津区中心医院副院长、重庆市妇幼学会盆底康复专委会副主任委员、重庆市妇产科专委会委员、重庆市生殖医学专委会委员、重庆市劳动能力鉴定专家等。2007年，在重庆市江津区率先开展宫腔镜手术。主持市级、地厅级项目2项，发表学术论文10余篇。

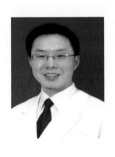

　　李锋，主任医师，国家二级心理咨询师，现任重庆市江津区中心医院副院长、政协重庆市江津区委常委、民盟江津区委副主任委员、重庆市医学会儿科专委会委员等。参编教材1部，发表学术论文10余篇。2020年，被授予重庆市"抗击新冠肺炎疫情先进个人"称号。

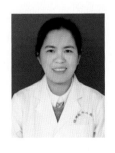

　　陈青梅，主任医师，现任重庆市江津区中心医院心内科副主任、重庆市医学会心血管病专委会青年委员、重庆市中西医结合学会高血压专委会委员、重庆市老年学和老年医学学会老年慢病管理分会常委等。承担多项重庆市继续教育项目，获国家专利1项，发表学术论文10余篇（其中SCI 2篇）。

序

习近平总书记强调："没有全民健康，就没有全面小康。要把人民健康放在优先发展战略地位，努力全方位全周期保障人民健康，加快建立完善制度体系，保障公共卫生安全，加快形成有利于健康的生活方式、生产方式、经济社会发展模式和治理模式，实现健康和经济社会良性协调发展。"

人的健康，受遗传、自然、社会、生产生活方式等多种因素的影响，其中形成合理的生产、生活方式是"健康中国"战略落地落实的关键。改善生产、生活方式，最有效的方法就是向群众普及健康知识，增强群众维护自身健康的自觉性和主动性。

《全生命周期健康知识手册》立足于落实习近平总书记对人民群众健康的重要论

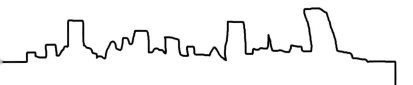

述，重点针对群众健康知识薄弱方面，特别是针对重庆市江津区前50种常见疾病内容，以通俗易懂、简明实用为编写原则，以全生命周期为时间轴，将各年龄段的健康知识编写成科普口袋书，致力于在"群众"与"健康"之间搭建一座知识之桥，以提升群众健康意识，为助推健康中国战略江津实践添绵薄之力。

2021年9月6日

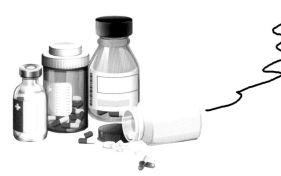

CONTENTS 目录

序

Part 1
全生命周期总论

第一节　全生命周期分类 / 003

第二节　影响健康的主要因素 / 005

第三节　健康的主要指标及检查 / 011

Part 2
全生命周期各论

第一节　胎儿期 / 025

第二节　婴儿期 / 029

第三节　幼儿期 / 036

第四节　少年期 / 041

第五节　青年期 / 050

第六节　壮年期 / 058

第七节　老年期 / 075

Part 3

全生命周期传染病防治

第一节　呼吸系统传染病 / 113

第二节　消化系统传染病 / 120

第三节　血液及性传播疾病 / 123

Part 4

全生命周期肿瘤防治

第一节　胸膜及呼吸系统肿瘤 / 130

第二节　消化系统肿瘤 / 132

第三节　血液及淋巴系统肿瘤 / 137

第四节　内分泌系统肿瘤 / 138

第五节　妇科肿瘤 / 139

Part 5

全生命周期中医养生保健常识

第一节　中医的三种健康状态 / 143

第二节　中医"治未病" / 145

第三节　中医养生保健注意事项 / 148

后记

生死非所愿,过好每一天 / 152

Part 1

全生命周期
总论

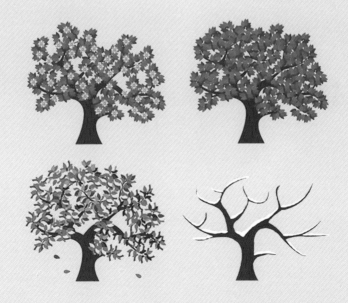

【导读】

1.生命短暂，生命的黄金时期更加短暂，合理规划人生健康目标，在不同的人生阶段进行相应的科学养生是一切的基础。

2.我们要让自己在人生的每一个阶段都保持健康很不容易，因为健康受制于"天"（遗传因素）、"地"（自然环境因素）、"人"（社会环境、生活习惯因素）。

3.养成好的生活习惯，将健康掌握在自己手中。

第一节　全生命周期分类

全生命周期的定义

从严格意义上讲，全生命周期是指人从胚胎到出生、生长、衰老、死亡的全过程，一般指人从出生到死亡这一时间段。

全生命周期分类

一、现代医学对全生命周期的分类

现代医学对全生命周期的分类方法有很多，可以按年龄、生理状态、健康状况、心理及社会适应性等进行分类，也可以进行综合分类。

按年龄和身心发育特点，全生命周期可细分为婴儿期（0～2岁）、幼儿期（3～6岁）、少年期（7～15岁）、青年期

（16～35岁）、壮年期（36～59岁）、老年期（60岁以后）六个生命阶段。

按生理状态，全生命周期可分为生命活跃期（0～35岁）、功能下滑期（36～45岁）、生命高危期（46～55岁）、安全过渡期（56～65岁）和相对安全期（65岁以后如果没有明显器质性改变，反而相对安全）五个生命阶段。

按心理及社会适应性，全生命周期可分为少年成长期、青年成长期、中年稳健期和退休养老期四个生命阶段。

按人体自然发展规律，全生命周期可分为生命孕育、出生、生长、衰老、死亡五个生命阶段。

二、本书对全生命周期的分类

为有助于读者，特别是普通居民理解全生命周期，《全生命周期健康知识手册》（以下简称《手册》）按年龄和身心发育特点对全生命周期进行了综合分类，可分为胎儿期（含备孕前期）、婴儿期（0～2岁）、幼儿期（3～6岁）、少年期（7～15岁）、青年期（16～35岁）、壮年期（36～59岁）、老年期（60岁以上）七个生命阶段，同时将胎儿期至少年期归为生命之春，整个青年

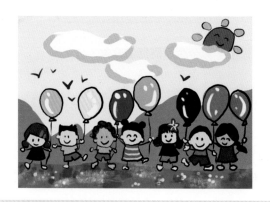

期归为生命之夏，整个壮年期归为生命之秋，整个老年期归为生命之冬，并以此为轴，阐述相关的健康知识。

第二节 影响健康的主要因素

影响健康的因素有很多，其中最主要的五大因素是：基因遗传因素、生活习惯因素、自然环境因素、工业活动因素及社会环境因素。在基因遗传、自然环境、工业活动及社会环境相对固定的情况下，生活习惯的好坏与健康的关系非常密切。

基因遗传因素

一、遗传的基本常识

一个由受精卵发育成的胚胎，携带了父母的基因，不管外界如何变化，这套基因都不会变，它决定了个体健康状态和寿命的绝大部分结果。

基因遗传，即"先天禀赋"，奠定了人体质的基础，是父母给予孩子的特殊礼物，这份礼物将伴随孩子的一生。"先天禀赋"就像一面镜子，也许不需要预测，就能从我们祖辈、父母和直系亲属那里，看到自己未来的样子。

二、遗传基因的作用

遗传基因不仅决定了人的身高、长相乃至性格，还对健康状态和寿命有着重要的影响。比如，长寿大多数具有家族倾向，那正是"长寿基因"在起作用。然而，"不好"的基因也会遗传。比如，高血压、糖尿病、精神分裂症、抑郁症、过敏、哮喘、高度近视、老年性痴呆、胃肠疾病等，或多或少都有遗传倾向。所

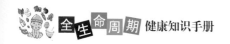

以，了解家族的遗传史，可以指导我们通过改变生活习惯、居住环境来避免、减少或延缓危害健康事件的发生。

生活习惯因素

一、定义

生活习惯是指生活中的规律性行为，包括饮食、劳动、睡眠、爱好、作息等。人生活的地域不同、体质不同，生活习惯导致的健康问题也有所不同，但不良的生活习惯肯定会损害人的健康，这一点是毋庸置疑的。

二、培养良好的生活习惯

每个人的生活习惯千差万别，所谓的好的习惯不一定适合所有人，但就健康而言，好的生活习惯——平衡饮食、规律睡眠、适度运动、乐观精神——在国际上基本形成共识。这与中医所提倡的好的生活习惯"饮食有节、起居有常、不妄劳作、形与神俱"有异曲同工之理。

我们可以按照中华中医药学会首席健康科普专家马有度提出的"心胸有量、动静有度、饮食有节、起居有常"理论比对我们自己的生活习惯。

（一）平衡饮食

平衡饮食又称健康饮食，即适量摄入各种不同食物。需注意，每个生命阶段的饮食内涵略有不同（见各论）。

基本原则有四个：

> 一是主食不可少：谷薯类、动物性食物（肉、禽、鱼、蛋、奶）、豆类和坚果、蔬果和菌藻类、纯能量食物（油、糖等），每天食12种，一周食25种。

二是"盐不过6"：每人每天摄入食盐6g左右。在烹饪时，晚加盐比早加盐好。最好在饭菜出锅时添加少量的食盐，而不是在烹饪过程中加。

三是多喝白开水：6～10岁的儿童每天饮水量约为800～1000mL；11～17岁的青少年每天饮水量约为1100～1400mL；成人每天饮水量约为1500～1700mL。

四是"吃动"两平衡：三餐进食按时有律，每顿只吃七分饱，尤其是晚餐。养成天天运动的好习惯。

（二）规律睡眠

睡眠时长：成人>6.5小时；儿童及青少年>8小时；学龄前儿童>10小时。

最佳睡眠时间：养成睡子午觉的习惯，即晚不早于21：00，不迟于23：00，每天午睡30分钟。

（三）适度运动

运动者根据个人的身体状况、场地、器材和天气情况，选择合适的运动项目，以运动负荷不超过人体的承受能力，运动后感觉舒服，不疲劳，不会造成过度疲劳或者喘气为原则。适度运动是保障脑力和体力协调，消除疲劳，防止亚健康，延年益寿的一个重要因素。

锻炼场所

尽量在阳光、氧气充足的地方进行运动，如户外或郊外。在室内运动时，要选择空气流通较好及有相应消毒措施的场地。

锻炼方式

选择一些简便易行、安全持久的运动方式，以有氧运动为

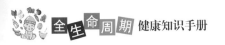

主，如慢走、慢跑、跳绳、骑自行车、打太极拳、跳广场舞等。在日常生活中可做一些伸展运动以增加身体的柔韧度和灵活度。短跑、举重等无氧运动可以消耗多余的热量，改善心脏和血液循环系统，强健肌肉，加快新陈代谢，改善睡眠质量，帮助减轻压力及舒缓烦躁情绪。具体的锻炼方式可根据个体情况进行选择。

锻炼时间

合理规划运动时间和频率。达到锻炼目的的最低限度为每周3次，每次30分钟。

锻炼强度

通常在运动结束时，脉搏数 = 170 – 年龄（±10）（可以通过触摸手腕部位的脉搏进行计算，也可使用电子脉搏计算器计算），或者运动后有微汗是安全的运动强度。

三、饮食习惯对健康的影响

饮食习惯对健康的影响是显著的，它是影响健康的主要外在因素之一。比如，长期喜欢吃咸食的人，其高血压的患病率较饮食清淡的人高；长期喜欢吃甜食的人，容易肥胖，易患糖尿病；长期食素的人，容易营养失衡；长期晚睡的人，或长期睡眠不足的人，容易脱发和早衰；长期过度用脑的人，容易患失眠症和高血压等疾病；长期精神压力大或饮食不规律的人，容易患胃肠疾病；长期嗜酒的人，易患酒精依赖性脑病；长期抽烟的人，易患呼吸系统疾病；长期不运动的人，易患颈肩腰椎疾病；等等。反之，一些具有良好生活习惯的人，如低盐、低糖饮食，适度运动，戒烟限酒，规律性睡"子午觉"的人，健康问题相对就要少一些，寿命可能也更长一些。

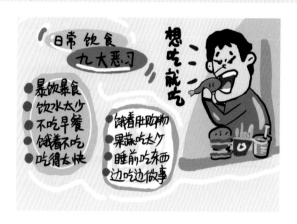

自然环境因素

如果将胎儿在母腹中这一过程狭义地理解为"与世隔绝"，那从出生之时起，他的一生都会在大自然中成长，与自然界中的花草树木一样，成为大自然的一部分。所以，人的生长发育、衰老死亡，受自然环境因素的影响。

影响健康的自然环境因素有很多，如气候、水文、地貌、生物、土壤等。没有干净的池水，鱼儿就活不好；没有适宜的土壤，花草就长不了。人类的健康与自然环境的关系亦是如此。

一些由地域因素引起的，具有地方特点的疾病，叫做"地方病"。与地域有关的自然疫源性疾病有包虫病、流行性出血热、血吸虫病等。与地域有关的化学元素性疾病，如地方性甲状腺肿、地方性克汀病、大骨节病、地方性氟中毒、地方性砷中毒、地方性硒中毒、地方性钼中毒等，这些疾病都是因为当地的水或土壤中某些元素过多或缺少造成的。还有一些地方性疾病是由于当地独特的气候造成的。比如，高原地区由缺氧导致的代偿性红细胞增多症、高原性心脏病等。

生物链是自然界中由各种生物之间形成的物质变换和能量转化的链索关系。换种说法，生物链就是自然界中的食物链，它们节节相连，环环相扣，只要其中一个链条断裂，整个自然界的生态平衡就会被打破，因此造成不可预料的严重后果，甚至威胁人类的健康和生存。比如，上个世纪，麻雀被列为"四害"之一，于是开展"灭麻雀运动"。最后，麻雀是没有了，但是庄稼地里以麻雀为天敌的害虫泛滥成灾，结果造成粮食歉收。所以，人想要健康，除了阳光、优质的空气和水以外，保护自然生态环境也是非常必要的。

自然环境，特别是气候对健康的影响，中医对此有深刻的认识。中医将人与自然环境、社会环境视为一体，无论是社会环境还是自然环境，发生异常变化后人未能适应就会出现疾病。通过现象观察，中医总结"五运六气""五行学说""经络传变"等理论，构建起中医特有的"治未病"学体系，在临床实践和疾病预防中应用，取得了较好效果。

工业活动因素

因工业发展导致水、环境、大气污染，从而导致一系列疾病发生，如20世纪伦敦雾霾事件、日本核辐射事件，等等。

社会环境因素

人具有社会属性，不可能孤立于社会而单独存在，除了"先天禀赋"、生活习惯和自然环境因素影响健康外，社会环境因素对健康的影响也是巨大的。

社会环境因素包括社会文化背景、社会意识形态、文化科学技术、经济等，这些没有哪一样与人的健康无关。

在某种程度上，个体受教育的程度决定了他对健康的认知和重视程度；社会整体健康观决定着人们对疾病与健康的认识和干预行为；科学技术的发展，特别是医学科技的发展，使很多疾病的病因得以明确并得到有效治疗；国家对人民群众健康的重视使很多疾病，特别是常见慢性病得到早期干预，使传染性疾病得到有效控制；社会经济发展使得国家和人民有能力为健康提供更多保障，健康扶贫使得贫困患者人群得到基本治疗；卫生基本知识和中医药知识健康科普活动，也为全民健康素养的提升奠定了基础。以上这些都是社会良性环境对健康的正面影响。

第三节　健康的主要指标及检查

健康的定义

中医认为，健康是阴阳平衡，阴平阳秘，舌淡、苔薄、脉平者，其身体状态即为健康。

现代医学将人体的状态分为健康、亚健康、疾病。健康有广

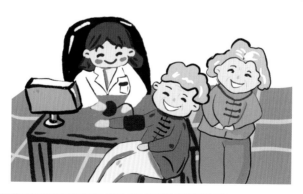

义和狭义之分。广义的健康认为,健康不仅是没有疾病或不虚弱,且是身体的、精神的健康和社会适应良好的总称。狭义的健康是指各种生化、物理指标都处于正常值范围,即为健康;若指标大大超出正常值范围,即为不健康。现实中,人民群众通常关心于狭义的健康。

《手册》主要从广义的健康角度出发,从生理健康、心理健康和相关检查三个维度进行相关阐释和知识性介绍。

生理健康指标

一、生命体征

体温、呼吸、心率、血压是四个基本的生命体征。

在健康状态下体温保持在36.3～37.2℃,呼吸在16～20次/分,血压在90～139/60～89mmHg,心率在60～100次/分时为正常值。反之,则为异常值。

二、主要生化指标

表1　主要生化指标及其意义

称名		单位	参考值	临床意义
血分析	血红蛋白[HGB]	g/L	男性120～160;女性110～150	增高多见于身体缺氧、血液浓缩、真性红细胞增多症、肺气肿等;减少多见于各种贫血。
	白细胞总数[WBC]	10^9/L	4～10	增高多见于急性化脓性感染、尿毒症、白血病、组织损伤、急性出血增高;减少多见于再障、某些传染病、肝硬化、脾功能亢进、放疗化疗。

续表

称名		单位	参考值	临床意义
血分析	血小板总数[PLT]	10^9/L	100 ~ 300	增高多见于血小板增多症、脾切除术后、急性感染、溶血、骨折;减少多见于再障、急性白血病、急性放射病、血小板减少性紫癜、脾功能亢进、尿毒症等。
甲胎蛋白[AFP]	—	ng/mL	≤25	是辅助原发性肝癌诊断、判断肝癌的预后、监测疗效和肿瘤复发的肿瘤标志物。
C-反应蛋白	—	mg/L	<10	用于炎症过程的筛选,用于明确是否存在急性器质性疾病。
葡萄糖[GLU]	—	mmol/L	3.9 ~ 6.1	诊断糖尿病及随时观察血糖的控制情况。
血脂	血清总胆固醇[TC]	mmol/L	2.80 ~ 5.17	血脂异常与动脉硬化形成有关,与糖尿病、脂肪肝、肾病、肥胖症也关系密切。总胆固醇和低密度胆固醇增高易导致动脉硬化斑块形成,甘油三酯明显增高可导致胰腺炎。
	甘油三酯[TG]	mmol/L	0.56 ~ 1.70	
	低密度脂蛋白胆固醇[LDL-C]	mmol/L	0 ~ 3.1	
血沉	—	mm/h	男性0 ~ 15;女性0 ~ 20	增快提示风湿免疫性疾病、感染性疾病、结核感染、严重贫血。
肾功	尿素氮[BUN]	mmol/L	男性2.89 ~ 7.85;女性2.78 ~ 7.32	是检测急慢性肾小球肾炎、肾衰、尿毒症的重要指标。增高多见于肾功能异常。

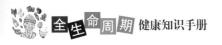
续表

	称名	单位	参考值	临床意义
肾功	肌酐[CRE]	μmol/L	男性54~133；女性44~97	—
	尿酸[UA]	μmol/L	男性150~416；女性89~357	增高常见于一些急慢性疾病，如高尿酸血症、痛风、白血症、恶性肿瘤。
肝功	谷丙转氨酶[ALT]	U/L	10~40	增高提示由各种急性病毒性肝炎、药物或酒精引起的急性肝细胞损伤。
	谷草转氨酶[AST]	U/L	10~40	
	碱性磷酸酶[ALP]	U/L	40~150	
	r-谷氨酰转肽酶[r-GT]	U/L	男性11~50；女性7~32	
	总胆红素[TB]	μmol/L	3.4~17.1	增高提示肝脏分泌和排泄功能异常。
	直接胆红素[DB]	μmol/L	1.7~10.2	
	间接胆红素[IB]	μmol/L	0~6.8	
	总胆汁酸[TBA]	μmol/L	0~10	
	总蛋白[TP]	g/L	60~80	各项指标降低提示慢性肝损伤、肝实质细胞储存功能下降。
	白蛋白[ALB]	g/L	40~55	

续表

称名	单位	参考值	临床意义
球蛋白〔GLB〕	g/L	20~30	增高提示慢性肝脏疾病。
白蛋白/球蛋白〔A/G〕	—	(1.5~2.5):1	A/G倒置提示慢性肝损伤、肝实质细胞储存功能下降。
血浆凝血酶原时间	s	11~14	增高提示肝病导致凝血功能异常。
凝血酶时间	s	16~18	
部分凝血活酶时间	s	30~42	

（注：左侧"肝功"为该组行的总称）

心理健康

一、心理健康的标准

目前，心理健康没有统一的具体标准，一般认为主要有五个指标：一是智力正常，或智商大于80，或智力发育水平和同龄人相当；二是情绪控制力较强，经常感到愉快、自信、开朗，遇到挫折时能够及时调整；三是人际关系和谐，乐于与人交往，在交往中既有自知之明，不卑不亢，又能客观地评价自己与他人；四是社会适应能力良好，有积极的处世态度，能够顺应社会发展，能协调自我进步和奉献社会；五是人格完整，性格、气质、能力等各人格要素齐备，不存在明显的缺陷和偏差。

二、心理缺陷的表现

心理缺陷主要表现为七大类。一旦出现心理缺陷，若不及时

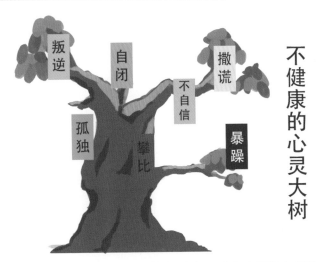

不健康的心灵大树

调整将对健康和幸福生活产生较大影响，严重时可能出现精神性疾病。

三、心理缺陷的防范

（一）了解自我，悦纳自我

多学、善学。通过学习，不断提高自己的能力与素质，更快更好地充实自己、完善自己，使自己变得更加自信、更加优秀。

要善于看到自己的优点与别人的缺点，不过分夸大自己的缺点和别人的优点，制定切合实际的目标和理想，提高自我满意度，扩大个人生活领域，积累丰富的生活经验。

（二）发展良好的人际关系

良好的人际关系可以帮助我们消除孤独感，获得安全感。学会欣赏、赞美别人，避免过分的敌意和攻击倾向，了解人际交往知识，选择合适的人际交往方式，如尊重他人、融入团队。

（三）养成健康的生活习惯和行为方式

健康的生活习惯和行为方式，有益于身体健康，更有益于身心健康，维护和促进个人心理健康。建立科学健康的生活习惯和行为方式应做到：①心胸豁达、积极乐观；②合理安排饮食，均衡营养；③劳逸结合，坚持锻炼；④生活规律，起居正常；⑤不酗酒、不抽烟；⑥与人为善，自尊自爱；⑦讲卫生，安全意识强；⑧合理用药，有病及时治疗，无病及时预防；⑨进行健康合理的性行为。

（四）放下偏见，求助专业人士

心理健康的构建与维护，离不开个人的努力。若是经过自己多方面的努力，仍出现了一些心理问题或心理障碍，应积极寻求专业人士帮助，避免延误病情。

主要的临床检查及其意义

一、X线检查

X线检查费用低廉，适合多数患者进行常规检查，是疾病初筛的首选检查方式。对于骨折移位、有骨质改变的骨病、关节部位骨性病变、不透光异物存留、心肺器质性疾病（如肺癌、高血压性心脏病）、消化系统梗阻（如肠梗阻、幽门梗阻）等疾病有很好的诊断价值。

二、CT检查

CT检查可显示血管走向及血管病变，对肿瘤检查的灵敏度明显高于普通X线检查；薄层CT可检查出磨玻璃样病变（肿瘤早期病变），对密度高的组织显像清晰，测

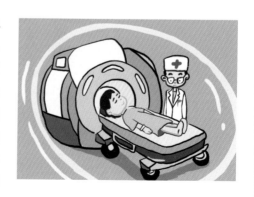

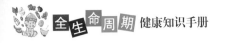

量骨性结构之间的距离精确度高；多排螺旋CT能进行三维成像，可立体显示组织和器官的病变情况。

三、MRI检查

MRI检查，即磁共振检查，没有X射线辐射，对人体损害很小，主要用于发现软组织疾病及骨科相关疾病，检查血管方面疾病时灵敏度高，如脑出血、脑血管瘤、脑栓塞等，还可用于腹部检查、关节韧带及脊柱椎间盘病变检查等。

四、PET/CT检查

PET/CT检查是将PET技术与CT技术完美结合的一种检查技术，它能够精确定位并能判断病灶肿瘤的良恶性。在临床上，它主要用于肿瘤的早期诊断、良恶性鉴别，确定各类恶性肿瘤的分期、分级，以及对治疗效果和预后的评估。PET/CT检查也可应用在癫痫定位、脑肿瘤定性和复发判断、痴呆早期诊断、脑血管疾病、药物研究、高级健康体检等方面。

五、B超检查

B超检查价格便宜，可反复检查，对肝、胆、肾、膀胱、子宫、卵巢、心脏等多种脏器炎症及占位性病变，特别是在区分良

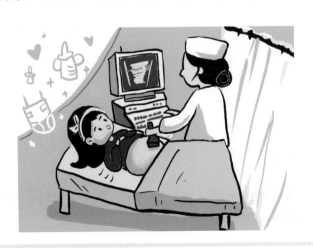

性与恶性病变时能提供有力的影像证据。B超检查在产科的应用较广，它也是诊断骨科疾病的重要辅助手段。

六、心电图检查

（一）一般心电图检查

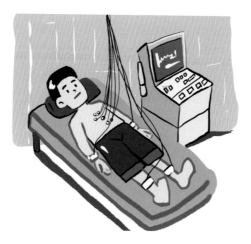

心电图检查是临床常做的一项体检项目，具有简单、方便、快捷、价格低廉的特点，是诊断心血管疾病最简单、最重要的方法之一。它可用于诊断冠心病、急性心肌梗死、心肌缺血，以及各种心肌炎、心肌病、心包炎，鉴别和诊断各种心律失常，监测急性心肌梗死动态演变，评估溶栓疗效。

（二）24小时动态心电图检查

用于观察正常人（包括小儿）心率和心律的动态变化。

检测各种心律失常患者有无威胁生命的心律紊乱，以便患者得到及时合理的治疗。

常用于检测各种心血管疾病，如心肌梗死、心肌病、心肌炎等因心脏病所致的各种心律失常。

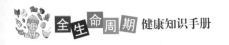

广泛用于抗心律失常药物的疗效评价研究工作。

可应用于晕厥患者的研究，以发现心源性晕厥，以便患者得到及时治疗。

七、24小时动态血压检查

24小时动态血压检查是测定一个人在24小时内，每间隔一定时间内的血压值。它不仅可用于高血压的诊断评估，还可用于诊断白大衣高血压，以发现隐蔽性高血压，检查顽固难治性高血压的原因，评估血压升高的程度、短时变异和昼夜节律。这项检查对患者的高血压管理有着十分重要的意义。

八、纤支镜检查

纤支镜是利用由几万根透光度很高的玻璃或丙烯酸树脂拉成的极细的纤维所组成的导光束，来诊断支气管疾病的一种仪器。它临床应用范围很广，操作简单，适用于肺叶、段及亚段支气管病变的观察，活检采样，细菌学、细胞学检查，配合TV系统可进行摄影、示教和动态记录，能发现早期病变，是一种研究支气管疾病的良好精密仪器。

九、胃镜检查

胃镜检查能直接观察到被检查部位（食道—胃—十二指肠）的真实情况，更可结合对可疑病变部位的病理活检及细胞学检查，以进一步明确诊断，是上消化道病变的首选检查方法。胃镜不仅仅可用于疾病的检查诊断，在胃疾病介入治疗方面也有非常明显的作用。在胃镜的直视下，可用高频电刀直接切除息肉，完全免除了开刀之苦，也避免了息肉恶变。

十、肠镜检查

肠镜检查是医生用来检查大肠及结肠内部病变的一种诊断方式。

肠镜检查主要适用于：①不明原因下消化道出血；②不明原因慢性腹泻；③不明原因低位肠梗阻；④疑大肠或回肠末端肿瘤；⑤大肠息肉、肿瘤出血等病变需做肠镜下治疗；⑥结肠术后及结肠镜治疗术后需定期复查肠镜者；⑦大肠癌普查；⑧家族中有大肠癌或腺瘤患者，需进行体检者；⑨从来没做过肠镜检查的、40岁以上的健康体检者。

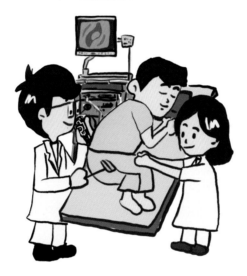

十一、胶囊内镜检查

胶囊内镜全称"智能胶囊消化道内镜系统"，又称"医用无线内镜"。其原理是受检者通过口服内置有摄像与信号传输装置的智能胶囊，借助消化道蠕动使之在消化道内运动并拍摄图像，医生利用体外的图像记录仪和影像工作站，了解受检者整个消化道情况，从而对其病情做出诊断。胶囊内镜检查具有检查方便、无创伤、无导线、无痛苦、无交叉感染，不影响患者正常生活、工作等优点，扩展了消化道检查的视野，克服了传统的插入式内镜所具有的耐受性差、不适用于年老体弱和病情危重者等缺陷，

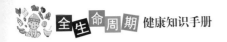

可作为消化道疾病尤其是小肠疾病诊断的首选方法。

十二、心功能检查

心功能检查包括运动平板、六分钟步行试验等。

十三、肺功能测定

通过测定呼吸系统的某些指标来评价人体肺功能的状况。广泛应用于人体健康状况的鉴别和工作能力的评价。常用的肺功能测定指标包括肺容量、潮气量、肺活量、余气量、功能余气量、肺通气量、呼吸频率、氧分压、二氧化碳分压、呼吸熵等。肺功能测定一般通过肺功能测定仪或多导生理仪完成。

Part 2
全生命周期各论

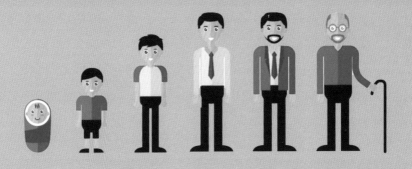

【导读】

1. 优生优育是人生健康幸福的前提。

2. 在成长过程中，人的生理、心理随时间轴发生变化。

3. 因各人生阶段的疾病特点不同，所以针对性的预防、保健措施也有所不同。

第一节　胎儿期

胎儿期的定义

将胚胎从受精卵形成到分娩这段在母亲子宫里生活的时间称为胎儿期，这段时间大约为38～40周。

胎儿期的特点

胎儿的正常发育受子宫内环境和母亲所处环境的双重影响。孕期前三个月，是胎儿发育的重要时期，很多因素都可以引起胎儿发育畸形。孕期后几个月，孕妇要注意不受外力伤害，不受惊吓等，以免导致流产、早产。

孕前准备

一、"优良的种子与土壤"

情侣在谈婚论嫁之前，要充分了解对方及其家庭成员身体健

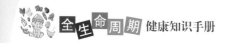

康方面的信息，特别是一方或双方有家族遗传性疾病，要提前做好心理准备，避免婚后因不孕或生下缺陷儿而影响后期的家庭和谐幸福。

二、全面婚检

想要了解对方有哪些生理方面的疾病，可以在婚前体检中提前获知。全面婚检有利于优质婚姻。

三、最佳时间

最佳时间指适宜的孕育年龄以及最佳的受孕时机。女性23～29岁，男性25～39岁是最佳孕育年龄，其中每年的7、8、9月是最佳受孕月（新婚之月不宜怀孕）。

四、良好的生活习惯

要想生一个健康、聪明的孩子，除了取决于不能改变的先天基因外，也取决于后天因素，其中最重要的是准父母的生活习惯。女性要做到不沾烟酒，定期服用叶酸，慎咖啡，控体重等。男性要做到禁烟酒，慎药物，控情欲，远离毒物等。

五、孕前"八忌"

一忌烟酒二忌放射，三忌药品四忌避孕，五忌情绪六忌劳，七忌手术八忌产。

孕前"八忌"具体包括：①禁烟酒不足6个月；②近期接受照射放射线治疗；③未脱离有毒物品（例如：农药、铅、汞、镉、麻醉剂等），近期因病毒性感染或者慢性疾病用药；④口服或埋植避孕药；⑤近期内情绪波动较大（大喜、大悲）；⑥近期长途出差，疲劳而归；⑦近期生殖器官手术；⑧产后恢复。

科学保健要点

一、营养均衡

孕妇要补充足够的热量，以及蛋白质、维生素。孕妇怀孕1~3个月时要注意补充叶酸（叶酸是合成DNA的必需维生素）。缺乏叶酸可导致胎儿神经、眼、口唇、腭、胃肠道、心血管、肾、骨骼等畸形率增加。孕妇要特别注意三个"不宜过多"，即不宜饮茶过多、过浓，不宜过多饮用饮料，不宜过多食用山楂。

二、避免用药

孕妇怀孕期间避免患病和使用药物，特别是一些有致畸作用的药物。若必须使用药物，应在医生的指导下使用。

三、定期产检

按计划定期产检，以便发现胎儿异常时可及时干预。

四、避免接触有害物质

避免接触有害物质，如农药、CO、SO_2、二手烟，职业性暴露及新房装修产生的有害物质等。

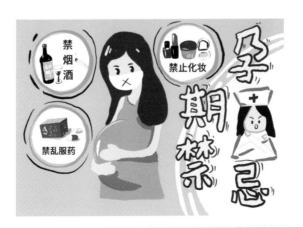

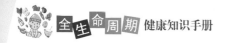

五、保持愉悦心情

孕妇应注意精神卫生，避免受到心理、精神伤害，要保持愉悦的心情。

六、控制体重

孕妇应避免体重过度增加，保持稳定的体重对预防妊娠并发症非常重要。

七、节制性生活

孕妇在孕期应注意性生活频次、体位和卫生，防止因不当性生活发生早产和宫内感染。

科学胎教

一、科学胎教的意义

科学胎教是早期教育的起步，有利于胎儿大脑和身体发育，有利于孩子的后天发育。

二、胎教的时间

胎儿在第4周时，神经系统开始形成；在第8周时，大脑皮层开始出现；24周以上，胎儿的大脑发育已接近成人，具备接受教育的条件。此时，胎儿在母体中已经有完整的听觉、触觉，能对环境条件的刺激做出反应，在母腹中能接受"教育"，进行"学习"，并形成最初的"记忆"。

三、胎教的主要方式

孕妇宜舒缓情绪，经常聆听优美音乐；可以定时、规律性地给胎儿唱歌、朗诵诗歌散文等；不发怒、不生气，维护母子生理心理健康；夫妇感情和谐，丈夫可以规律性地抚摸妻子孕肚，向胎儿轻声唱歌等。

推算预产期

预产期的计算方法是在末次月经日期的月数上加9或减3，日数加7。如末次月经第一天是2月15日，那么预产期就是11月22日；如末次月经期是4月20日，那么预产期就应是第二年的1月27日。

孕妇分娩时以自然分娩为宜，自然分娩可以降低新生儿因羊水、胎粪吸入而发生肺炎的概率，有利于新生儿出生后建立正常呼吸。自然分娩对孩子的器官及感觉都是一次非常好的训练。

第二节　婴儿期

婴儿期的定义

婴儿期是指胎儿从出生28天到2岁这个时间阶段。

婴儿期的生理特点

这一时期，婴儿机能发育不全，抵抗力弱。婴儿皮肤薄嫩，鼻腔较短，血管丰富，易破损或遭受感染。婴儿气管、支气管较成人狭窄、柔软，呼吸功能差，很容易患呼吸道感染。婴儿在三四个月时，

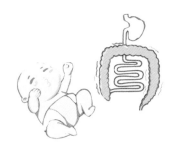

唾液分泌开始增加，由于口底浅，故常发生流涎。此时，食管呈

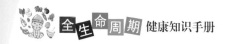

漏斗状，发育不成熟，加之吸奶时进入过多空气，易发生奶水外溢。随着年龄的增长，其食管才逐渐成熟。

科学保健要点

一、室温要求

做到"三不、一禁、一晒"。不养宠物，不铺地毯，不玩毛绒玩具，禁止吸烟，棉被暴晒烫洗（通过暴晒烫洗，棉被上大约55%的尘螨可以被杀死）。保持环境温度适宜、通风。为避免婴儿皮肤干燥，在使用空调、热风机等供暖设备时，要用加湿器，避免婴儿直接烤火取暖或使用电热毯。婴儿可适当接触阳光，但要避免暴晒，不宜到花草树木多的地方。在寒冷季节，应避免长时间在室外活动。

二、科学助眠

婴儿在沉睡时，其生长发育的速度很快。当婴儿睡眠减少或者没有睡眠时，其免疫细胞的功能就会减弱。

助眠的主要方法是，善于及时发现孩子的睡意（比如打哈欠、眼皮打架、哭闹烦躁）；提供安静、舒适的睡眠环境；尽量把喂奶时间和睡觉时间分开，哪怕只隔开几分钟也行。

婴儿在三四个月左右时，这一时期是建立婴儿睡觉昼夜规律的一个关键时期，白天多陪孩子玩，夜晚除一些基本的活动，如喂奶、换尿布以外，忌其他活动。父母在晚上睡觉之前形成有规律的"仪式"，如唱歌、讲故事等，以帮助婴儿养成睡觉的条件反射。若听到婴儿在睡眠中发出一些呓语、声响，先观察，不要急于弄醒。养成婴儿自己入睡的习惯，忌过度摇抱。

三、科学喂养与营养搭配

改善婴儿营养最重要的措施是母乳喂养、合理添加辅食和营养补充剂。

（一）母乳喂养

母乳是婴儿最理想的天然食品，可增强婴儿的免疫力，预防感染，增进母子间的情感，还可降低人工喂养费用。

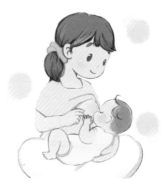

（二）混合喂养和人工喂养

当母乳不足或乳母不能按时给婴儿哺乳时，需加用配方奶，这种喂养方式被称为混合喂养。如果全部用配方奶喂养则统称为人工喂养，人工喂养最适宜的乳品为配方乳。避免过量喂养婴儿，以防肥胖。

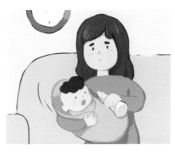

（三）合理添加辅食

随着婴儿生长发育，单纯的乳类喂养已不能完全满足其生长发育的需求，此时需要将食物从纯乳类的液体食物向固体食物逐渐转换，这称为辅食添加。

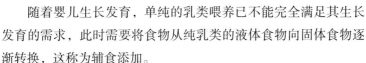

辅食添加的原则包括：①从一种到多种，先试喂一种新食物，观察婴儿食后的反应，适应后再试喂另一种；②从少量到适量，如添加蛋黄，从1/4个开始试喂，逐渐增加到1/3~1/2个，再增至1个；③从稀到稠，同样一种食物，应先从较稀薄的形式喂起，逐渐加稠；④从细到粗，试喂固体食物时，应以细软的半固体食物开始，随着婴儿长出乳牙，咀嚼功能增强，食物逐渐加粗。

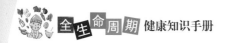

四、皮肤护理

产后24小时内亲子开始进行肌肤接触，及早进行肌肤接触有利于建立和表达更好的亲子关系，有利于稳定新生儿的血糖、心率、体温、呼吸，让婴儿更有安全感和更多深睡眠。婴儿接触用品以纯棉衣物为佳，宽松柔软为宜，避免人造纤维、羽毛和毛织品等直接接触皮肤。

五、促进感知觉的发育

刚出生的婴儿就已经有了触觉、嗅觉、味觉、听觉等感觉，但每种感觉都需要大脑得到刺激才能发挥完整功能。在这一阶段，父母可以对孩子进行训练，最大限度地激发孩子的潜能。

（一）触觉能力训练

刚出生的婴儿，应尽早让他主动吸吮，别担心孩子会养成坏习惯。

（二）嗅觉、味觉功能训练

嗅觉、味觉功能训练的基本方法有：将毛巾沾少许母亲的乳汁后，放在孩子头颈左侧或者右侧，吸引孩子转头来闻；经常带孩子到户外，呼吸一下新鲜空气，闻闻不同的花香，边闻边说"花香、花香"，并告诉孩子不同花的名字；当孩子发育到4~6个月能吃辅食时，可以在两顿奶之间喂一些煮熟的菜水，让他提前感受蔬菜的味道。

（三）视觉功能训练

父母经常将孩子放在离自己大约20cm的位置上，与孩子的眼睛保持水平的对视状态，对他温柔说话，然后距离适当拉大以训练其视力；在日常玩耍中，手拿比较鲜艳的玩具，哼唱孩子最喜欢的歌谣，并将手里的玩具随着音乐节拍有节奏地上下、左右晃动，让孩子的眼睛也随之移动，训练他的眼球移动；将一块干净的手绢轻轻地蒙在孩子的眼睛上，不断掀起、蒙上，重复动作，让孩子感受明与暗的交替。

（四）听觉、语言功能训练

母亲的声音是婴儿最爱听的声音之一，母亲说话的同时伴有夸张的动作、快乐的表情、充满感情的说话语调，能让婴儿感到快乐。为婴儿换尿布、喂奶时，反复呼唤婴儿的名字；父母用铃铛在距离孩子头部20cm的地方轻轻晃动，问："叮当声在哪里呢？快来找找？"一旦孩子出声，父母一定要模仿他的声音给予肯定与积极的回应。

（五）动作行为能力训练

孩子出生后，将他抱在怀里或放在摇篮里有节律地摆动，锻炼他的平衡能力。1个月后，让他自由挥动拳头、玩手指、看手、攥拳松手甚至吸吮手指；2个月后，可以按摩孩子的小手，并将自己的手指或者不同质地的条状小物品放到他的手心里，再抽出来；3个月的孩子应当给予更多的抓握机会，如准备一些简单的玩具放在孩子的周围，引导他伸手去拿；孩子4个月时，可以在桌子上放几种不同的物品，让他抓起；5~6个月时，可训练孩子"转手"东西的能力，即将左手上的物品转移到右手上，然后再转移到左手；6~7个月时，以摇铃、敲击、取物、手指动作、坐、爬行、扶走为主；7~8个月时，进行坐的训练，爬的训练，站立训练，手部动作训练，声音、记忆力训练；9个月时，开始训练注意力、观察力、记忆力、手眼协调、语言空间行为；10个月时，训练身体的分辨能力，训练表情、语言，训练站立、行蹲等，训练手的控制能力，训练认知和语言，这一时期孩子对感兴趣的事物会长时间地观察，知道一些常见物品的名称并会指认或者说出简单的词等；11~12个月时，训练动手能力、语言交流能力。

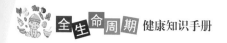

六、预防感染

预防新生儿感染的措施主要包括：①保持环境舒适，新生儿居室必须有充足的阳光，温暖舒适，空气流通，避免尘土飞扬；②新生儿在没有满月的时候，不要让太多人接触；③新生儿用品，如奶瓶、奶嘴及装奶的用具要每日消毒，吃剩的奶最好不要再给新生儿吃；④接触新生儿时，要保持手部洁净，接触前用肥皂洗手。

七、计划免疫

根据国家疾控部门的规定，新生儿应按时接种疫苗。早产儿和低体重儿，由于早产儿更容易感染各种传染病，应尽早接种疫苗。除出生体重小于2500g的早产儿暂缓接种卡介苗外，其他疫苗接种可按常规进行。

免疫异常的患儿（如有先天性或获得性免疫缺陷、恶性肿瘤等疾病）、急性传染病患儿、既往接种疫苗后有严重不良反应的患儿、神经系统疾病患儿，要在医生的指导下进行接种。此外，接受免疫球蛋白治疗后至少需间隔4周才能接种减毒活疫苗。使用免疫抑制剂者不能接种活疫苗，因为其可能会使活疫苗的免疫反应降低。接受放射治疗者，不能接种活疫苗，在治疗停止后至少3个月才能接种。

易患疾病及预防

婴儿的各个器官功能并不成熟完善，抗感染能力较弱，易发生各种感染和传染性疾病，尤其是呼吸系统和消化系统疾病。

一、营养不良

营养不良是指由食物供给不足、喂养不当等引起的营养摄入不足。早期表现为活动少，精神差，体重不增，消瘦，出现皱纹、"皮包骨"。营养不良可能会影响孩子的最终身高，重度营养不良甚至可危及生命。实际上，肥胖也是营养不良的一种表现，肥胖儿一般由高热、高脂食物摄入过多导致。

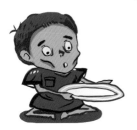

预防及治疗

提倡母乳喂养，及时添加辅食，补充营养，定期进行儿保体检，可预防和及早发现营养不良。

二、腹泻病

由各种病原体（细菌、病毒等）、各种因素（过敏、冷食等）引起的以大便次数增多和大便性状改变都称为腹泻。腹泻是婴儿在夏季最常表现出的症状。天气炎热，口渴饮奶过多可能会诱发腹泻。

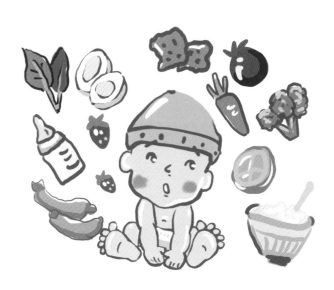

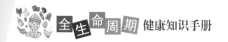

预防及治疗

注重婴儿食品卫生，母亲忌生冷食品。患儿发生症状轻、精神好、尿量不减少的腹泻，可通过调整饮食，补充水和电解质来改善症状，不能让孩子禁食。若出现症状重、精神差、尿量明显减少的腹泻，应及早去医院就诊，由医生判断是否需要静脉补液。

三、急性上呼吸道感染

急性上呼吸道感染俗称"感冒"，是小儿最常见的疾病，90%以上的感冒是由病毒引起，主要表现为发热、乏力、鼻塞、流涕、喷嚏、干咳、咽痛等，可于5～7天内自然痊愈，但部分孩子会并发中耳炎、支气管炎、肺炎等。

预防及治疗

注意保暖，多休息，居室通风，多饮水。避免婴儿受寒受湿，避免接触花粉。治疗主要以对症、抗感染为主。体温在38℃以下，建议患儿多喝水，以家长密切观察为主；若体温超过38℃，可给予温水擦浴，并根据情况及时就医。

第三节 幼儿期

幼儿期的定义

3～6岁，是孩子生长发育和心理成长很重要的一个时期，即俗话"定根"开始之期，是人生成长的关键起步期。

幼儿期的生理及心理特点

一、好奇好动

此时，幼儿睡眠时间相对减少，接受外界事物的能力和兴趣也越来越强，对周围环境产生好奇。这一时期，幼儿以精力充沛、好动为主要表现。

二、模仿能力强

幼儿在3岁左右能叠较多的积木，会穿鞋、解纽扣。此时，模仿对孩子认知能力的发展至关重要。此阶段，孩子的模仿能力渐渐变强，在安全的前提下，应鼓励孩子多模仿。

三、无意性行为增多

鲜明的颜色、强烈的声音容易引起幼儿的注意，但此时幼儿又很容易受外界事物的影响而改变注意目标。凡是符合幼儿兴趣的，或者直观、具体、形象和鲜明的事物，对幼儿的记忆培训效果较好，家长在此期要多培养幼儿的记忆力。

四、情绪不稳定

幼儿情绪控制能力较弱，若有不如意，立即吵嚷哭闹。父母要善于接纳幼儿的各种情绪，从孩子的角度，看待事物（情），以孩子易接受为目标，正面引导、激发孩子积极的元素，忌呵斥、指责。

五、脾胃虚弱

幼儿脾胃发育未完善，加之饮食不知节制，某些家长缺乏育儿知识，喂养不当易损伤脾胃。

六、缺乏经验性安全意识

这个时期，家长要特别关注孩子的人身安全，避免意外伤害。

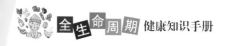

科学保健要点

一、早期教育

2～3岁的孩子，以训练其知觉和感受外界的刺激为主，而不是一味的读、写、背、算和练习。

孩子的第一任语言教师是父母。父母应经常给孩子做语言训练，带孩子认识周围环境中物体的颜色、气味、味道、形状等，这不仅能培养孩子的语言表达能力和理解能力，还能增进亲情，促进孩子的智力和心理发展。

二、养成良好的起居习惯

（一）睡眠习惯

良好的睡眠习惯是保证幼儿拥有充足睡眠的前提。让幼儿学会自己入睡。睡前需保持平静，可播放催眠曲、用低调小声讲故事的方法来帮助幼儿入眠。

（二）饮食习惯

鼓励幼儿自我进食，尽早学习用勺、筷进食。食物种类应丰富多样，进食时不宜边看电视、边玩玩具或训斥幼儿。幼儿应定时进餐，增加与成人共进餐的机会。

（三）卫生习惯

定时给幼儿洗澡，勤换衣裤，用尿布或纸尿裤保护会阴皮肤的清洁，引导幼儿不随地大小便。从幼儿3岁开始，培养他刷牙、饭后漱口、饭前便后洗手的习惯。

（四）如厕训练

2～2.5岁，是开始训练幼儿如厕的最佳年龄段。2～3岁的幼儿多已能控制膀胱排尿，如在5岁后幼儿仍有随意排尿则应去医院就诊。

均衡饮食要点

幼儿的生长发育虽较婴儿减慢，但其仍处于快速生长发育的时期，需要保证充足的能量和优质蛋白质。中医总结的有效饮食原则"四时欲得小儿安，常要一分饥与寒"值得大家借鉴。

《中国膳食推荐指南》（2013年版）建议1~3岁儿童能量摄入推荐量为1100~1200kcal/天，膳食蛋白质为25~30g/天。膳食蛋白质、脂肪和碳水化合物占总能量的比例分别是12%~15%，30%~35%及50%~60%，优质蛋白质供给量占每日蛋白质总量的35%~50%。

一、食物的选择

主食逐渐以谷类为主，能接受全谷物和部分加工食品。

肉、鱼、乳、豆制品是优质蛋白质、B族维生素、铁和锌的来源，动物内脏和动物血可交替食用，2岁后应优选低脂产品，如鸡肉、猪瘦肉等。

如果母亲奶水充足，生长正常的幼儿可继续给予人乳喂养至2岁，或每日500mL配方奶粉或鲜奶。若幼儿牛奶蛋白过敏可选择低敏配方。2岁后可适当摄入低脂奶。幼儿应避免摄入可能会引起窒息和具有伤害性的食物，如小圆形糖果和水果、坚果、果冻、爆米花、口香糖以及带刺的鱼、肉等。

二、科学饮水

幼儿每日需水量约为1250~2000mL，其中约1/2来自水、果汁。可根据季节和儿童活动量来决定饮水量，以不影响幼儿日常饮食为度。幼儿最好饮用白开水、奶类，少饮用饮料。

三、食物的制备

幼儿膳食质地较成人食物软，但不宜过度煮烂，以易于幼儿咀嚼、吞咽和消化为原则，以清淡为宜，少用或不用含味精或鸡精、色素、糖精的调味品，注意食物的多样化和色香味更换。少食高脂、高糖、快餐食品、碳酸饮料等，以免影响食欲。烹饪方式宜采用蒸、煮、炖、煨等。

四、餐次和进食技能

幼儿进餐应有规律，包括定时、定点、适量，以每日 4 ~ 5 餐为宜，即早、中、晚正餐，点心 1 ~ 2 次，进餐时间以 20 ~ 25 分钟/次为宜。培养幼儿自我进食技能，不规定幼儿使用具体的进食方法（手抓、勺、筷），不强迫进食，2 岁后应自我进食。

预防意外伤害

一、加强安全管理

防止食物（果核、果冻）、纽扣、硬币等异物吸入气管；幼儿居室的窗户、楼梯、阳台、睡床等都应安置栏杆；避免幼儿食用有毒食物，如毒蘑菇、含氰果仁、河豚、鱼苦胆等；药物应放置在幼儿拿不到的地方，内外用药应分开放置，以防误服造成伤害；妥善放置沸水、高温的油和汤等；室内电器、电源应有防触电的安全装置。

二、提高幼儿发生意外伤害的警惕性

对幼儿意外伤害要有预见性，及时发现和排除导致幼儿意外伤害的危险因素。

三、安全教育与安全训练

有理解能力的幼儿，应尽早进行安全教育与安全训练，特别是关于火、交通、水方面的教育。

第四节 少年期

少年期的定义

7～15岁这一阶段，被称为广义的少年期，又可具体分为：7～12岁为童年期，13～15岁为少年期。少年期是孩子生长发育、心理成长，人生观、价值观形成最关键的时期，即俗语"定根"关键时期。

少年期的生理及心理特点

一、性特征开始显现

这一时期，女孩以乳房发育（约9～11岁）为标志，男孩以睾丸增大（11～13岁）为标志。女孩来月经，男孩出现遗精。当上述第二性征出现时，身高和体重增长加速。

二、身体长速达到又一个高峰

人从出生到成熟，其生理发育过程不是等速的，其中有两个阶段处于增长速度的"高峰"期：一个是出生后的第一年，另一个就是少年期，科学上称之为"人生的两次生长高峰"。少年期孩子身高生长开始加速，女孩身高平均每年增长5～7cm，最多可达8～10cm，男孩身高平均每年增长7～9cm，最多可达10～12cm。

三、心理变化微妙、敏感、叛逆

此时期，也是通常所称的叛逆期，是人半幼稚、半成熟的时期，是独立性、依赖性、自觉性和幼稚性交错矛盾的时期；易喜怒无常，情绪起伏大，变化莫测；在7～11岁时（也有的孩子在

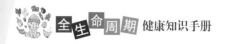

14岁时），易产生与父母、老师作对的心理，有的甚至有否定一切、拒绝一切的心理。

科学保健要点

一、饮食和起居

（一）营养均衡

钙 由于骨骼发育迅速，青少年钙的需求量达1000mg/天。

碳水化合物 青少年所需要的热量较成人多25%~50%。主食应以米饭、面食为主。

蛋白质 青少年对蛋白质的需求量是每日每千克体重2~4g，应以蛋类、牛奶、瘦肉、鱼、虾、大豆、玉米等富含蛋白质的食物为主。

维生素 多吃蔬菜和水果。芹菜、豆类含大量B族维生素，山楂、鲜枣、西红柿含大量维生素C，应常食用。

矿物质 青少年日常饮食多以奶类、豆制品等富含钙的食物为主。适当辅以油菜、韭菜等富含铁的蔬菜。特别是月经来潮后的女孩，每次月经要损失50~100mL血，至少要补充15~30mg铁元素。

微量元素 微量元素在中小学生的生长发育中起着极为重要的作用，特别是锌。我国规定在每日膳食中锌的摄入量为15mg。含锌丰富的食物有动物肝脏、海产品。

脂肪 每人所需摄入的脂肪应根据自身体重而论，一般以每千克体重每天摄入1g脂肪为原则，动植物油脂均不可缺少。

水 青少年活动量大，每日需摄入2500mL水，以满足人体代谢需要。

（二）良好的起居习惯

青少年一般要在晚上10点前入睡，早上7点起床，每天保证至少8小时的睡眠时间，最好午睡30分钟。保证充足的睡眠，有利于身体发育和增高。

（三）运动习惯

鼓励青少年积极参加体育活动，每天进行中高强度活动至少累计达60分钟，保证每周至少3天的高强度活动，可进行增强肌肉力量、骨骼抗阻活动。

二、综合教育

（一）性教育

青少年处于性的快速发育阶段，此时生殖系统发育趋于成熟（女孩乳房发育，月经来潮；男孩精气溢泻，发生遗精），身高、体重增长显著。家长及老师要对青少年进行正确的性教育，使其认识自身的正常生理变化，引导青少年进行正确的异性交往。

（二）道德教育

少年期是人生观、价值观形成的重要阶段，此期以引导、交流为主，引导培育青少年形成正确的人生观、价值观。帮助其正确认识社会的不良现象，提高其是非辨别能力，远离恶习。避免对青少年施行粗暴的教育。

（三）安全教育

青少年缺乏经验，心理稚嫩，安全意识淡薄，容易冲动，应教育孩子认识生命的重大意义和价值，避免盲目地冲动、冒险，避免逞英雄行为的发生；传授孩子必要的自救技能和措施，如逃生、自卫和游泳等。

（四）挫折教育

挫折对孩子来说未必是坏事，关键在于孩子自身对待挫折的态度。少年期的孩子依赖性强、自觉性差，无法很好地独立思考

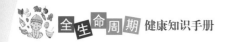
和独立做事。家长要引导孩子正确理解挫折，教会孩子正确对待失败。少年期的孩子在心理、行为、精神等方面都不稳定，引导不佳易引发各种各样的心理、精神问题。根据此期的心理特点，家长应以教育、引导为主。

三、牙齿保健

世界卫生组织提出衡量人体健康的具体标志之一为口腔健康，即牙齿清洁、无缺损、无疼痛，牙龈颜色正常、无出血。

牙齿日常保健小常识

1. 保护牙齿健康，最基本、最经济的方法是有效刷牙，以去除食物残渣和牙面菌斑，按摩牙龈。

2. 正确的刷牙方法是竖刷法或拂刷法，拂刷法是指牙刷与牙面呈45度角，小幅度水平颤动和旋转。

3. 每天刷3次牙，每颗牙刷3个面，每次持续3分钟；刷牙以温水为佳，水温以35℃～37℃为宜。

4. 选用磨毛保健牙刷和含氟化物的牙膏，牙刷做到每人一把，刷后用清水多冲洗几次，然后甩干水分；牙刷每月更换较好，最多不超过3个月。

5. 牙刷刷不到处可合理使用牙线、牙签或间隙刷，以去除细菌和食物残渣。

6. 均衡摄取食物，保护牙齿健康。

7. 提倡每半年定期进行一次口腔检查、洁治，没病防病，有病早治。

四、科学防范叛逆期

家长和老师，特别是家长要密切关注孩子的表现，及时给予必要的心理支持，以积极引导为主，教育孩子要适度，既不能过度表扬，让孩子盲目自信，也不能过分苛责，增加孩子的自卑感。

常见疾病及预防

一、超重/肥胖

（一）超重/肥胖的判断

关于超重/肥胖的判断，国际上首选的指标为体质指数（BMI）。体质指数=体重/身高^2（kg/m^2）。

表2 不同年龄、不同性别超重/肥胖的标准值（单位：kg/m^2）

年龄（岁）	男		女	
	超重	肥胖	超重	肥胖
2.0	17.5	18.9	17.5	18.9
2.5	17.1	18.4	17.1	18.5
3.0	16.8	18.1	16.9	18.3
3.5	16.6	17.9	16.8	18.2
4.0	16.5	17.8	16.7	18.1
4.5	16.4	17.8	16.6	18.1
5.0	16.5	17.9	16.6	18.2
5.5	16.6	18.1	16.7	18.3
6.0	16.8	18.4	16.7	18.4
6.5	17.0	18.8	16.8	18.6
7.0	17.2	19.2	16.9	18.8
7.5	17.5	19.6	17.1	19.1
8.0	17.8	20.1	17.3	19.5

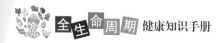
续表

年龄(岁)	男		女	
	超重	肥胖	超重	肥胖
8.5	18.2	20.6	17.6	19.9
9.0	18.5	21.1	17.9	20.4
9.5	18.9	21.7	18.3	20.9
10.0	19.3	22.2	18.7	21.5
10.5	19.7	22.7	19.1	22.1
11.0	20.1	23.2	19.6	22.7
11.5	20.4	23.7	20.1	23.3
12.0	20.8	24.2	20.5	23.9
12.5	21.2	24.6	21.0	24.4
13.0	21.5	25.1	21.4	25.0
13.5	21.8	25.5	21.8	25.5
14.0	22.1	25.8.	22.2	25.9
14.5	22.4	26.2	22.5	26.3
15.0	22.7	26.5	22.8	26.7
15.5	22.9	26.8	23.1	27.0
16.0	23.2	27.0	23.3	27.2

（二）超重/肥胖的管理干预

当发现孩子的BMI已经超过标准值时，首先要以改进家庭饮食结构和行为习惯为主要目标，不过分强求减轻体重；其次，让孩子选择低脂低热量的食物，多吃新鲜蔬菜和水果；最后，加强运动，坚持每天进行至少30分钟～1小时的锻炼，减少看电视、静坐等静态活动时长。

二、胃肠炎

（一）病因

胃肠炎通常由微生物感染引起，最常见的是轮状病毒感染。常见的感染途径有被污染的食物（尤其是海鲜）、水源、餐具，进食前未洗手也容易感染。

（二）主要表现

胃肠炎最常见的表现有腹泻、腹痛、恶心、呕吐、发热、食欲减退等。严重的呕吐或腹泻可以引起虚脱、乏力、低钾等，病重、体弱者，甚至会出现休克和肾衰竭。

（三）预防与治疗

养成良好的个人卫生习惯。勤洗手，特别是饭前、便后洗手；勤剪指甲；水果食用前充分清洗；餐具定时煮沸消毒；保护好水源，不食生水、不洁水。

轻症胃肠炎，应合理饮食，补充水。剧烈呕吐，腹泻水样便、次数较多者，应及时到医院就诊。发生严重脱水时，视情况进行静脉补液。

三、痤疮

（一）病因

痤疮又称粉刺，主要是由内分泌失调、毛囊感染、遗传因素等导致。此病仅影响面容美观，不会影响健康。

（二）主要表现

痤疮主要发生于面部，一开始表现为白头粉刺或黑头粉刺，加重后可形成小脓疱，继续发展可形成大小不等的暗红色结节或囊肿，经久不愈可化脓，破溃后常形成瘢痕。

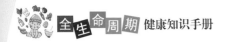

（三）预防与治疗

饮食调节十分重要，日常生活中应多吃富含纤维和维生素的食物，少吃动物性脂肪、甜食和刺激性食物，应经常保持皮肤清洁。以感染为主的痤疮应及时使用抗生素治疗，维A酸类、过氧苯甲酰制剂局部外用，建议到皮肤科就诊，在医师的指导下用药。

四、近视和散光

（一）病因

造成近视和散光的原因主要有先天原因、坐姿不规范、用眼过度、用眼不当等。

（二）主要表现

小学期间是近视的高发阶段，孩子看不清黑板上的字迹、写作业时眼睛贴得近、看远处时经常眯眼等为近视和散光。

（三）配戴眼镜

近视的孩子，若度数不超过100度，看远不受影响时，可暂缓配戴眼镜，定期复查即可。若近视度数已经超过100度，远视力下降，影响生活学习，则应当配戴眼镜。

（四）保护好视力

家长应以身作则，带动和帮助孩子养成良好的用眼习惯。建议每天进行2小时的户外活动，严格控制电子产品的使用时间，使用电子产品学习30～40分钟后，应休息、远眺10分钟，年龄越小，连续使用电子产品的时间应越短。

五、龋齿

（一）病因

龋齿是在以细菌为主的多种因素的影响下，牙体硬组织发生慢性进行性破坏的一种疾病。它由多种因素共同影响，包括细菌、牙菌斑、食物，以及牙所处的环境和菌斑在牙面上沉积的时间等。

（二）主要表现

龋齿是指牙体硬组织在色、形、质方面均发生变化。

龋齿是人类的常见病、多发病之一，在各种疾病的发病率中，龋病位居前列。

（三）防治措施

一级预防主要包括：①促进口腔健康，普及口腔健康知识，制定营养摄取计划，定期检查口腔；②实行特殊的防护措施，在口腔专业医生的指导下，合理使用各种氟化物防龋，进行窝沟封闭，应用防龋涂料。

二级预防主要有：早检查、早诊断、早治疗。

三级预防主要包括：①防止龋齿的并发症，对由龋病引起的牙髓及根尖周病的病牙进行牙体牙髓治疗以保留自然牙列，阻止炎症向牙槽骨、颌骨深部扩展；②被严重破坏的残冠、残根应及早拔除，防止牙槽脓肿、颌面化脓感染及全身感染。

六、脊柱变形

（一）定义

脊柱即人们常说的脊梁或脊椎。从正面看，脊柱呈一条直线；从侧面看，脊柱有4个生理性弯曲，即颈椎、腰椎向前凸，胸椎、骶椎向后凸。

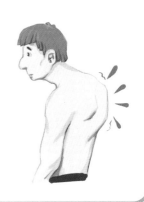

（二）脊柱变形的危害

当脊柱发生侧弯、后凸和旋转时，称为脊柱变形。轻度脊柱侧弯不会影响孩子的发育，但重度脊柱侧弯会影响孩子心

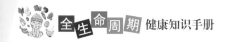
脏、肺脏以及胃肠道的发育。

（三）主要表现

早期脊柱畸形不明显，常不被注意。侧凸畸形可出现身高低于同龄人平均身高，双肩不等高，严重者可出现"剃刀背"畸形。家长可让孩子向前弯腰，观察其背部是否对称，若一侧有隆起，则说明有旋转畸形。注意观察孩子两肩的对称情况等。

（四）治疗

青少年脊柱侧弯应早发现、早治疗。轻、中度脊柱侧弯用支具治疗效果较好。大部分脊柱侧弯可通过手术治疗矫正。

第五节　青年期

青年期的定义

一般把16～35岁这一时期称为青年期，包括"弱冠之年"和"而立之年"，是学习、工作和事业的黄金时期，也是生理功能最旺盛的时期。

青年期的生理及心理特点

一、主要生理特点

这一时期，神经系统特别是大脑皮质的结构和机能已经逐步发育成熟，神经系统的兴奋过程和抑制过程趋于稳定，动作也更加协调。身体机能和性发育健全成熟，生理趋向成熟。

二、主要心理特点

这一时期，人的独立自主性增强，人生观、价值观形成。同时，这一时期也是人生角色转变较多较大，心理压力增大，容易产生精神类疾病的时期。

科学保健要点

青年期人体各项机能处于生长旺盛时期，对钙、磷元素的需求高，膳食中应注意供应含钙、磷较高的食物。青年人应劳逸结合，合理利用时间，注意用脑卫生，保证充足睡眠。

易患疾病及预防

一、十二指肠溃疡

（一）病因

十二指肠溃疡是指十二指肠部位出现溃烂性病变，主要由幽门螺杆菌的感染引起。除此之外，吸烟，饮酒，喝咖啡、饮料，高盐饮食也是促使溃疡发生的危险因素。

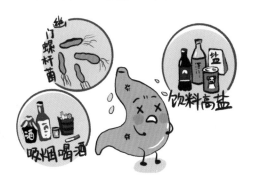

（二）主要临床表现

十二指肠溃疡表现为上腹疼痛，多发生于上腹中部、偏左或是偏右，如果溃疡较深，疼痛可放射至背部。溃疡疼痛可表现为

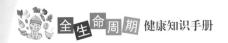

胀痛、隐痛、烧灼痛或饥饿痛。典型的十二指肠溃疡疼痛具有节律性和周期性。节律性疼痛常发生于两餐之间，持续疼痛，不能缓解，直到进食或服用药物后疼痛才能减轻或消失。周期性疼痛发作数天、数周或数月后，可以得到一段时间的缓解，之后又再次复发，周而复始，发作以寒冷季节更为常见。

严重十二指肠溃疡可出现呕血、黑便，出血量较少时可无特殊不适或仅表现为口干，出血量较多时会有头昏、心慌、乏力、怕冷、昏厥、尿少等表现。

（三）预防

生活有规律，工作劳逸结合，避免过度疲劳和紧张。一日三餐，按时吃饭，避免过辣、过咸饮食，少喝咖啡、浓茶以及饮料。若经常有腹痛、腹胀、打嗝、不思饮食、口臭等症状，可以到医院进行幽门螺杆菌检测，如果结果为阳性，可通过药物治疗将其根除，以减少十二指肠溃疡的发生。

（四）治疗

治疗目标为：去除病因，控制症状，促进溃疡愈合，预防复发和避免并发症，口服抑酸、保护胃黏膜和根除幽门螺杆菌感染的药物，如奥拉美唑、铋剂、氨苄青霉素胶囊。

二、抑郁

（一）病因

生理因素是诱发抑郁症的病因之一。负责感知情感的大脑杏仁核在15岁时就已发育成熟，而负责控制情感的前额皮层，则要到25岁左右才会成熟。这种成熟状态不一致的生理结构，容易被刺激，又不能自主地调节情绪，所以这一阶

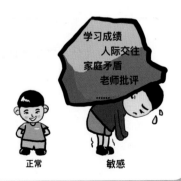

段的青少年更容易抑郁。

激素分泌明显发生变化，增加了患抑郁症的风险，女生比男生更容易因激素变化而出现抑郁情绪，生活、学习压力因素也是抑郁症的诱因，慢性压力会让感知情绪的杏仁核变得更大、更敏感，导致青少年持续感到焦虑和抑郁。

（二）主要表现

情绪低沉，对生活失去兴趣，容易疲倦；各种躯体不适，如头疼、肚子疼、恶心甚至发热等；情绪波动大，易被激惹，易发火；入睡困难、睡眠浅；食欲不振或者暴饮暴食。

（三）预防

1. 学校、家长均应注意孩子的情绪变化，从孩子的角度去理解事物，多倾听他们的倾诉，帮助孩子调节压力。

2. 随着孩子的成长，逐渐改变教育方式，让孩子拥有一定的自主权，以更好地应对压力。

3. 当孩子遇到挫折时，积极引导，教孩子正确认识挫折、面对挫折。

4. 鼓励孩子进行适当的体育锻炼。运动有益于增强自信、减轻疲乏感、改善思考能力。建议多做有氧运动，如跑步、练习瑜伽、打太极拳、游泳等。

5. 早期发现抑郁症可以及时治疗，同时也要注意保护孩子的隐私。

（四）治疗

心理疗法 适用于轻型抑郁症，需在专业心理医师的指导下进行治疗。

　　心理疗法主要包括：①认知行为疗法，通过心理社会干预改善心理健康，专注于挑战和改变无助的认知扭曲（例如思想、信念、态度）和行为，调节情绪，以及针对性解决当前问题的个人应对策略；②人际关系疗法，关注当前四种人际关系问题（人际关系的丧失、人际角色的纷争、人际角色的转变以及人际关系的缺陷）的失衡，试图帮助个人改变适应不良的相互作用模式；③精神疗法，是应用语言和非语言的交流方式，来影响受助者的心理状态，改变其不正确的认知活动、情绪障碍，解决其心理上的矛盾以达到治疗疾病目的的一种治疗方法，主要用于异常治疗。

　　药物疗法　临床上主要运用一线药物五羟色胺再摄取抑制剂，如帕罗西汀、氟西汀、度洛西汀、舍曲林、文拉法辛、艾斯西酞普兰等，主张全病程规范足量足疗程治疗。

　　物理疗法　临床上常有改良电休克治疗和重复经颅刺激等辅助治疗。

　　三、急性胃肠炎

　　（一）病因

　　急性胃肠炎是由多种原因引起的胃肠黏膜急性炎症，通常因进食不干净、生冷或者刺激性的食物诱发，病因包括细菌、病毒、寄生虫感染等，多发于夏秋季，常经粪—口途径传播，好发于青少年与儿童，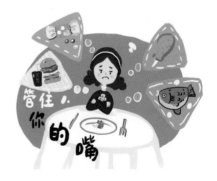大部分患者具有自限性，严重者会出现发热、脱水、电解质和酸碱平衡紊乱，如不及时医治，会有生命危险。

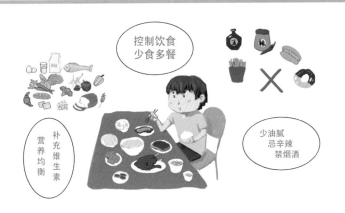

（二）主要表现

急性胃肠炎主要表现为发热、恶心、呕吐、腹泻、腹痛等症状。食物中毒导致的细菌性急性胃肠炎则在进食后数小时内发生上吐下泻症状，腹痛以中上腹为主，可出现黏液脓血便。食物过敏导致的非感染性胃肠炎则可使脐周剧烈疼痛，腹泻数次后腹痛可完全消失，同时皮肤可出现红疹。药物或急性应激导致的急性胃肠炎除上述症状外，还会出现呕血、黑便等消化道出血症状。

（三）预防

规律饮食，吃好早餐，少食多餐，不过饥过饱，也不宜进食后马上入睡。勤洗手，餐具定时消毒，餐具使用前后均应清洗。不食不洁净的瓜果。

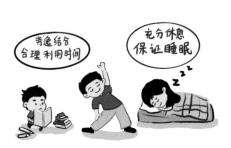

劳逸结合，合理利用时间，注意用脑卫生，保证睡眠充足。

（四）治疗

如无严重呕吐，一般不需要禁食，但要注意少食多餐，患病期间要进食易消化、少油腻、富含维生素的食物。

由于个体差异大，患者应在医生的指导下选择最合适的药物，绝大多数患者不需要进行抗感染治疗。常用的药物有肠黏膜保护剂和吸附剂如蒙脱石散；微生物制剂如双歧杆菌、消旋卡多曲、洛哌丁胺等。

轻中度脱水患者可以口服补液盐，无条件者可口服自制淡盐水。严重脱水患者则需要到医院进行输液治疗。因细菌或寄生虫感染而患病的患者则应进行相应的抗感染治疗。

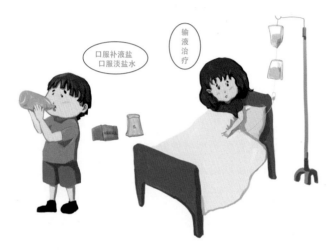

四、痛经

（一）定义

痛经是指行经前后或月经期出现下腹部疼痛、坠胀，伴有腰酸或其他不适，症状严重影响生活质量。痛经分原发性痛经和继发性痛经。原发性痛经是指生殖器官无器质性病变的痛经，占痛经的90%以上；继发性痛经是指由盆腔器质性疾病，如子宫内膜异位症、子宫腺肌病、盆腔炎性后遗症等引起的痛经。

（二）主要临床表现

原发性痛经在青春期多见，常在初潮后1～2年内发病，伴随月经周期规律性发作的小腹部疼痛症状。继发性痛经症状同原发性痛经，是由内膜异位引起的继发性疼痛，常常进行性加重。

痛经多从月经来潮后开始，最早出现在经前12小时，以行经第一日疼痛最剧烈，持续2~3日后可缓解。疼痛常呈痉挛性，通常位于下腹部耻骨上，可放射至大腿内侧和腰骶部。

痛经可伴有恶心、呕吐、腹泻、头晕、乏力等症状，严重时面色发白、出冷汗。

一般痛经者妇科检查无异常发现。

（三）预防

1.经期保暖，避免受寒及经期感冒。

2.经期禁食冷饮及寒凉食物；禁游泳、盆浴、冷水浴。

3.注意经期卫生，保持阴道清洁，主要方法有：①按时清洗会阴部，建议每天用温水清洗会阴部一次（不需要使用洗液来清洗，避免增加感染风险）；②养成良好的习惯，不穿过紧的裤子，以免影响会阴部的血液循环；③卫生巾、护垫等要购买正规厂家生产的，不要使用化纤原材料的卫生用品，以免增加感染风险。

4.调畅情志，保持心情舒畅，消除恐惧心理。

5.如出现剧烈性痛经，甚至昏厥，应先保暖，再服用解痉镇痛剂。

6.多喝热牛奶，可以在每晚睡前喝一杯加蜂蜜的热牛奶，有助于缓解痛经。

7.练习瑜珈，平时多做弯腰、放松等动作，可松弛肌肉及神经，还可增强体质，改善痛经。

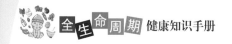

8.积极检查和治疗妇科病。月经期应尽量避免做不必要的妇科检查及各种手术，防止细菌上行感染。若患有妇科疾病，要积极治疗，以消除引发痛经的隐患。

（四）治疗

原发性痛经主要进行对症治疗，以止痛、镇静为主。继发性痛经需治疗生殖器器质性疾病。

痛经的一般治疗包括重视心理治疗，消除紧张和顾虑；多休息，保证睡眠充足，规律而适度地锻炼，戒烟；当疼痛不能忍受时，辅以药物治疗。

对于无生育要求的，由子宫腺肌症引起的痛经，可使用药物进行人工绝经；口服避孕药，适用于要求避孕的痛经妇女，有效率达90%以上；可在月经来潮时，开始服用对乙酰氨基酚、对乙酰氨基酚加帕马溴、乙烯水杨酸（阿司匹林）、布洛芬等止痛药。

诱发继发性痛经的器质性疾病，如子宫腺肌病、子宫内膜异位症等需进行手术治疗，后续仍要进行药物治疗维持至绝经，以减少复发。

第六节　壮年期

壮年期的定义

一般将36～59岁这一时期称为壮年期，这一时期是人生的鼎盛时期，也是衰老的起点。其中，壮年期又包括生理功能下滑期（36～45岁），生命高危期（46～55岁），部分过渡期。

壮年期的生理及心理特点

一、生理特点

壮年期是个体各种生理机能发生不断变化的时期。当人到达35岁以后，细胞数目开始逐渐减少，致使人的各种生理功能发生变化。

随着生理功能的衰退，壮年期开始出现多种身心疾病，如高血压、高血脂、冠心病、肥胖症、糖尿病、慢性支气管炎、溃疡，各种神经症、癌症等。

二、心理特点

这个时期的心理发展特点既体现出平稳性，又表现出过渡期的变化性。前期以生理成熟和精力旺盛为主，伴有新的变化特征，后期往往以变化为主，同时还维持某些生理成熟和心理发展平稳的特征。更年期时，容易出现身心功能适应不良、更年期综合征等特殊问题，且女性多于男性。女性会产生焦虑、忧郁、烦恼、多疑、敏感和多种植物性神经功能失调征象。

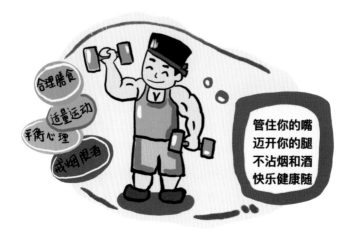

合理膳食
适量运动
平衡心理
戒烟限酒

管住你的嘴
迈开你的腿
不沾烟和酒
快乐健康随

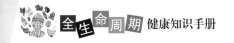

科学保健要点

一、未病先防

既病防变，已病防复。随着年龄增加，身体老化明显，各种生理机能衰退也在明显加速。

二、健康教育

36～59岁是更年期综合征易发的时间段，通过健康教育可以让进入或即将进入更年期的人，了解更年期身心变化的表现、时间和程度，及时做好心理准备，调节工作和生活节奏，同时注意更年期的营养和卫生，经常进行适合身心特点的体育锻炼，这对减少更年期的种种不适应，顺利度过这一转折期是十分必要的。

（一）倡导科学的生活行为方式

壮年期是人体生命过程中由生长发育、成熟，过渡到逐渐衰老的转折期。这一时期也是各种疾病形成、发展以及恶化的主要时期。现代社会中，有70%的人因其不健康的心理和行为患上疾病而死亡。因此，科学的生活行为方式，如合理膳食、规律运动、定期体检就成为提高中年人心理素质、保障身心健康的有力措施。

（二）角色适应性

适时调整工作和人际关系以适应不同的社会角色，克服期望承担的许多分化角色（社会劳动者、伴侣、父母、师长、晚辈等），以取得他人的认同感。要适应家庭角色的变化，需要重新调整生活目标，重新确立家庭结构，改变家庭活动方式。

（三）自我"减负"

中年期成为人生最繁忙、最劳苦、负担最沉重的时期，被称为"负荷沉重之年"。面对诸多压力，有意识地作出调整，主动减轻压力才能保证身心健康。

（四）学会休闲

发展新的、适合中年人特点的休闲活动十分必要。中年人要不断发展、拓宽爱好兴趣，为退休生活做好准备，才不至于在老年期产生空虚、失落、苦闷、烦恼等心理，甚至出现心理疾病。

易患疾病及预防

一、糖尿病

（一）定义

糖尿病是由遗传因素和环境因素交互作用引起的以持续性高血糖为特征的一组代谢紊乱综合征。急性代谢紊乱可危及生命，慢性并发症可引起多系统损害，如眼、肾、心血管及神经慢性进行性病变。

（二）主要表现

1型糖尿病通常起病较急，有明显多尿、多饮、多食、体重减轻（三多一少）等症状，此型糖尿病好发于年轻人。2型糖尿病起病相对缓慢，部分患者也有典型的"三多一少"症状，但不是所有的患者都有典型的临床表现，部分患者因乏力、视物模糊

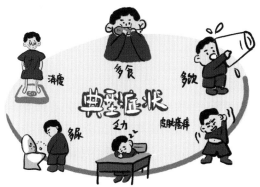

2型糖尿病发病隐蔽，早期多无明显症状

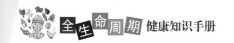

就诊，可伴有皮肤感觉异常和麻木，或者在体检中发现血糖升高。2型糖尿病患者在体重减轻前常有肥胖史。2型糖尿病发病早期或在糖尿病前期，可在午餐或晚餐前出现低血糖症状，因此出现不明原因低血糖应警惕为糖尿病的早期表现。

（三）类型

1型糖尿病　常见于青少年，偶见于成年人，需要使用胰岛素治疗。

2型糖尿病　2型糖尿病是成年人最常见的类型。由于生活方式的改变，现在越来越多的青少年患2型糖尿病。可选择口服降糖药及胰岛素治疗。

妊娠糖尿病　部分患者可以通过饮食、运动来控制血糖，若通过饮食和运动血糖控制不达标，妊娠期间就需使用胰岛素治疗。

其他特殊类型的糖尿病　例如患胰腺炎后，由药物引起的糖尿病。

（四）高危人群

糖尿病的高危人群主要有：①有糖尿病家族史；②年龄40岁以上；③体型肥胖，尤其是腹型肥胖；④患过胰腺炎及做过胰腺手术；⑤长期口服糖皮质激素类药物的人群；⑥妊娠期女性糖尿病发病率越来越高，因为高血糖对孕妇及胎儿都会造成巨大的不良影响，所以年轻女性在怀孕之前、怀孕中，应常规检查血糖。

（五）诊断

糖尿病的诊断依靠血浆葡萄糖检查。如果有典型症状且空腹血糖≥7.0mmol/L，或者口服葡萄糖耐量试验2小时血糖≥11.1mmol/L，或者随机血糖≥11.1mmol/L，可被诊断为糖尿病。如果没有症状，仅一次血糖值达到糖尿病诊断标准者，必须在另一天复查核实以确定诊断。

（六）危害

糖尿病的危害主要来自并发症。糖尿病的并发症分为急性并

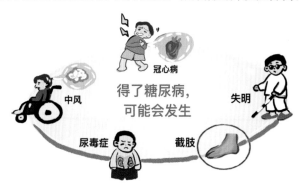

发症和慢性并发症。急性并发症主要有酮症酸中毒、高渗性高血糖，这些都属于急危重症，往往危及生命，多数患者经积极救治可以恢复。更常见的是慢性并发症，如冠心病、脑卒中、肾病、眼病、神经性病变等，会严重影响患者的生活质量及预期寿命。

（七）预防

我国每年有12.4%的住院糖尿病患者是因为糖尿病足病就诊，糖尿病患者的截肢率是非糖尿病患者的15倍，但是在有效控制血糖、保护好血管与神经的基础上，注意生活细节，糖尿病足是可

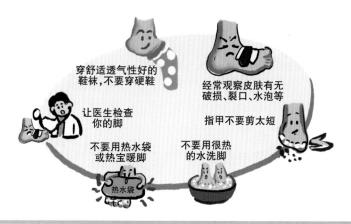

以预防的。比如，穿舒适、透气性好的鞋袜，不穿硬鞋；脚趾甲不要剪得太短；经常观察皮肤有无破损、裂口、水泡等；不要用温度过高的水洗脚，避免烫伤；避免异物损伤；定期让医生检查脚；等等。

低血糖的主要症状是头晕、心慌、出汗、全身发抖，甚至手脚抽搐或昏迷，若发现不及时就会危及生命。一旦碰到这种情况，应立即进食糖果或葡萄糖水，同时快速检测血糖，经过处理，多数患者的低血糖症状可自行缓解，有条件者也可在床边静脉注射25%～50%的葡萄糖20～30mL，以快速纠正低血糖症状。糖尿病患者一定要备快速血糖检测仪，身上携带含糖食物，单独外出时随身携带医疗急救卡和糖果、饼干等食物，以便应急。

糖尿病患者需要进行自我监测。国际糖尿病联盟建议：糖尿病患者应当通过自我监测了解病情，以便随时调整治疗方案。

糖尿病患者应了解的基本病情包括：①血糖是基础，如果病情稳定，每周可测3～4次血糖（1次空腹血糖应控制在7mmol/L以内，3次餐后血糖应控制在10mmol/L以内，空腹和餐后血糖都很重要）；②每三个月查糖化血红蛋白，糖化血红蛋白应控制在7%；③定期查血脂；④经常量血压。

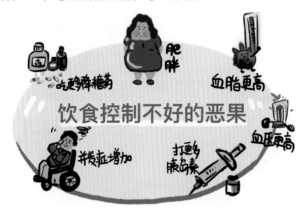

饮食控制不好的恶果

肥胖

血脂更高

血压更高

吃更多降糖药

打更多胰岛素

并发症增加

糖尿病患者还要随时警惕并发症，每年定期进行糖尿病并发症筛查，以做到早发现、早治疗，延缓并发症的发生发展。筛查的内容包括：①查眼底，远离失明；②查尿蛋白，远离肾衰竭；③查心电图，远离心肌梗死；④爱护足，远离截肢。

（八）治疗

糖尿病治疗主要以控制血糖为主。控制血糖的方法主要包括：①饮食疗法；②适当运动（除了有效控制血糖外，还能通过运动改善心肺功能）；③药物治疗，强调正规治疗、个体化原则；④必须定期监测血糖，及时调整治疗方案；⑤主动学习，了解相关疾病知识，只有获得正确的糖尿病知识才能有效抗击糖尿病；⑥同时还要控制血压、血脂、吸烟、体重等危险因素。

饮食疗法是糖尿病的一项重要基础疗法，以控制总热量的摄入为主，注重合理搭配各种营养成分。一般来说，碳水化合物占总热量的50%~60%，提倡食用粗制米、面和一定的杂粮，忌食葡萄糖、蔗糖、蜜糖及其制品，适当摄入蛋白质及脂肪，减少肥肉、动物内脏等高脂肪食物的摄入，提倡食用绿叶蔬菜、豆制品、含糖量低的水果。每日食盐摄入不超过5g。

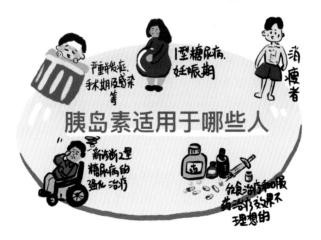

糖尿病患者通过运动可以有效控制血糖，使细胞对胰岛素更敏感，促进糖利用，防止肝脏产生过多的葡萄糖；让肌肉更发达，有利于利用葡萄糖；减少脂肪，增加胰岛素的敏感性；减轻体重；有利于血压、血脂的控制；使精力更充沛；改善情绪。

目前治疗糖尿病的药物主要有：①口服降糖药，如磺脲类、双胍类、糖苷酶抑制剂、噻唑烷二酮类、DPP-4抑制剂、SGLT-2抑制剂；②注射药物，如胰岛素及其类似物、GLP-1受体激动剂。

二、类风湿性关节炎

（一）定义

类风湿性关节炎是一种以关节滑膜炎为特征的慢性全身性自身免疫性疾病。

（二）主要表现

类风湿性关节炎以慢性、对称性、多关节病变为主要临床表现。该病好发于手、腕、足等小关节，也发生在髋、膝、踝等大关节，病情可反复发作，可导致关节内软骨和骨破坏、关节功能障碍，早期关节出现红肿热痛和功能障碍，晚期关节可出现不同程度的僵硬畸形，并伴有骨和骨骼肌萎缩，极易致残。中、晚期患者可出现"天鹅颈"及"纽扣花"样畸形手指，关节强直和掌指关节半脱位，表现为掌指关节向尺侧偏斜。

类风湿性关节炎除关节变化外还有关节外表现，主要是：①类风湿结节：多见于关节突起部及经常受压处，无明显压痛，不易活动；②血管炎：可影响各类血管，以中、小动脉受累多见；③心脏：心包炎、非特异性心瓣膜炎、心肌炎；④胸膜和肺：胸膜炎、肺间质纤维化、肺类风湿结节、肺动脉高压；⑤肾：膜性及系膜增生性肾小球肾炎、间质性肾炎、局灶性肾小球硬化、IgA肾病及淀粉样变性等；⑥神经系统：感觉型周围神经病、混合型周围神经病、多发性单神经炎及嵌压性周围神经病；⑦造血系统：类风湿关节炎患者可出现正细胞正色素性贫血，疾病活动期血小板升高。

（三）主要检查方式

关节X线片检查对本病的诊断、对关节病变的分期、监察病情的演变十分重要；其中手指及腕关节的X线片最有价值。在X线片中，可以见到关节周软组织的肿胀阴影，关节端的骨质疏松（Ⅰ期）；关节间隙因软骨的破坏变得狭窄（Ⅱ期）；关节面出现凿样破坏性改变（Ⅲ期）；晚期则出现关节半脱位和关节破坏后的纤维性和骨性强直。

（四）诊断标准

类风湿性关节炎的诊断标准有：①晨僵至少1小时以上，并持续6周以上；②有3个或3个以上的关节肿胀，持续6周以上；③对称性关节肿胀持续6周；④腕、掌、指或近端指间关节肿胀持续6周以上；⑤患者手部有典型的类风湿性关节炎的放射性改变；⑥患者皮下有类风湿结节；⑦血清类风湿因子呈阳性。

如果具备上述4条以上症状者，即可诊断为类风湿性关节炎。

（五）治疗

类风湿病急性期或急性发作期，要注意保暖，避免受凉，卧床休息2～3周，尽量增加高蛋白、易消化及高维生素类食物的摄入。在病情控制后可以参加一些轻松的日常劳动，并坚持体育锻炼以增强体质，提高抗病能力。

目前常用于治疗类风湿性关节炎的药物包括：①非甾体类抗炎药，如布洛芬、双氯芬酸、塞来昔布、美洛昔康等，这是治疗类风湿性关节炎的首选药物，但可能会出现一些不良反应，如胃肠道反应；②抗风湿药，包括甲氨蝶呤、来氟米特等，但其副作用较大，且见效慢，一般少则2～3个月，多则半年才能见效；

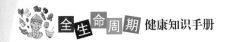

③糖皮质激素类药物能迅速减轻关节疼痛、肿胀，关节炎急性发作，或伴有心、肺、眼和神经系统等器官受累的重症患者，可给予短效激素，小剂量糖皮质激素可缓解多数患者的症状，如强的松；④生物制剂有较好的抗炎作用和免疫抑制作用，治疗类风湿性关节炎效果较好，目前临床上运用的生物制剂有肿瘤坏死因子拮抗剂、阿达木单抗、托珠单抗等。此外，还可以进行外科治疗，包括关节置换和滑膜切除术等。

类风湿性关节炎的预后因人而异。目前，随着治疗方法的改进，80%的患者经过治疗病情都能得到缓解，只有少部分人因为治疗不及时，可能致残，但死亡的概率较低。

三、高尿酸血症及痛风

（一）定义

高尿酸血症已成为继高血压、高血脂、高血糖之后，严重威胁人民群众身体健康的"第四高"疾病，其发病与多种因素有关。在正常嘌呤饮食状态下，非同日两次空腹血尿酸>420μmol/L（成年人，不分男性、女性），则可诊断为高尿酸血症。痛风是有关节症状的高尿酸血症。

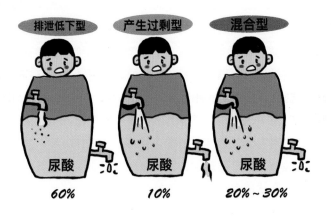

我国高尿酸血症患病率达13.3%，痛风患病率达1.1%。高尿酸导致的痛风是致残、致死的重要原因；痛风性肾病患病率高达74%，是慢性肾衰竭的重要原因；高尿酸血症还是导致心血管疾病的危险因素，大大增加了心肌梗死及脑卒中的发病率和死亡率。

合并高血压、高血脂、糖尿病、肥胖、心脑血管疾病、肾功能不全、尿酸性肾石病患者，当血尿酸>480μmol/L时需开始治疗；无上述合并症患者，当血尿酸>540μmol/L时也需治疗。

（二）预防

高尿酸血症与痛风患者的健康生活方式：控制体重、规律运动；限制酒精及高嘌呤、高果糖饮食摄入，鼓励奶制品和新鲜蔬菜的摄入，适量饮水。

（三）治疗

可用于降尿酸的药物有：①别嘌醇，抑制尿酸生成，疗效显著，但应特别关注超敏反应，个别患者使用后会发生危及生命的剥夺性皮炎；②非布司他，抑制尿酸生成，效果良好，尤其适用于慢性肾功能不全者；③苯溴马隆，促进尿酸排泄，服用时应注意大量饮水及碱化尿液，不推荐用于尿酸合成增多或有肾结石高危风险的患者，慢性肝病患者慎用。

痛风发作时，除进行生活方式干预外，尽早使用小剂量秋水仙碱；选择性COX-2抑制剂，如依托考昔；非选择性NSAID，如吲哚美辛和双氯芬酸等。需关注药物的肾脏及胃肠道副作用。若效果不佳可酌情使用糖皮质激素。

多饮水有助于尿酸排出及防治肾结石。服用碳酸氢钠片使晨尿的pH值维持在6.2～6.9，可降低尿酸性肾结石发生的风险，有利于尿酸性肾结石溶解。

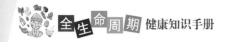

痛风患者在降尿酸治疗初期，首选小剂量（0.5～1mg/天）秋水仙碱以预防痛风发作，药物使用至少维持3～6个月，肾功能不全患者需到肾病专科调整秋水仙碱用量。

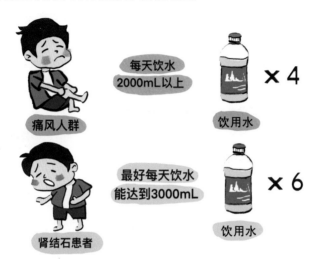

四、子宫肌瘤

（一）定义

子宫肌瘤主要是由子宫平滑肌细胞增生而成，其中有少量纤维结缔组织作为一种支持组织存在，故称为子宫平滑肌瘤，简称子宫肌瘤。

（二）临床表现

多数患者无症状，仅在盆腔检查或超声检查时偶被发现。如有症状则与肌瘤生长部位、速度、有无变性及有无并发症密切相关，而与肌瘤大小、肿瘤数量关系不大。患有多个浆膜下肌瘤者未必有症状，而一个较小的黏膜下肌瘤常可引起不规则阴道出血或月经过多。

1.子宫出血，为子宫肌瘤最主要的症状，出现于半数以上的患者，可表现为月经量增多、经期延长或周期缩短，亦可表现为不具有月经周期性的不规则阴道出血。子宫出血以黏膜下肌瘤及肌壁间肌瘤较多见，而浆膜下肌瘤则很少引起子宫出血。

2.腹部包块及压迫症状，肌瘤逐渐生长。当子宫增大超过3个月妊娠子宫大小或为位于宫底部的较大浆膜下肌瘤时，常能在腹部扪及包块，清晨膀胱充盈时更为明显，包块呈实性，可活动，无压痛。当肌瘤长到一定大小时，可引起周围器官的压迫症状，子宫前壁肌瘤贴近膀胱可产生尿频、尿急；巨大宫颈肌瘤压迫膀胱可引起排尿不畅，甚至尿潴留；子宫后壁肌瘤，特别是峡部或宫颈后唇肌瘤可压迫直肠，引起大便不畅、排便后不适感；巨大阔韧带肌瘤可压迫输尿管，甚至引起肾盂积水。

3.疼痛。一般情况下，子宫肌瘤不引起疼痛，但不少患者诉有下腹坠胀感、腰背酸痛感。当浆膜下肌瘤发生蒂扭转，或子宫肌瘤发生红色变性时可产生急性腹痛，肌瘤合并子宫内膜异位症或子宫腺肌症者亦不少见，常伴有痛经。

4.子宫腔增大、子宫内膜腺体增多，盆腔充血、白带增加。当子宫或宫颈黏膜下肌瘤发生溃疡、感染、坏死时，则会产生血性或脓性白带。

5.不孕与流产。有些子宫肌瘤患者伴不孕或易发生流产。对受孕、妊娠的影响可能与肌瘤的生长部位、大小及数目有关。巨大子宫肌瘤可引起宫腔变形，妨碍孕囊着床及胚胎生长发育；肌瘤压迫输卵管可导致管腔不通畅；黏膜下肌瘤可阻碍孕囊着床或影响精子进入宫腔。

6.贫血。由于长期月经过多或不规则阴道出血可引起失血性贫血，较严重的贫血多见于黏膜下肌瘤患者。

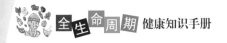

（三）预防

1.了解子宫肌瘤的危险因素（如生殖、遗传等），普及生理卫生知识。

2.定期体检，有月经异常等妇科症状者，及时就医排查。

3.避免长期接触雌孕激素类制剂、药品或保健品。

4.及时了解子宫内的其他疾病。

5.保持健康心理，劳逸结合。

6.注意经期及性生活卫生。

（四）治疗

若患者无明显症状，且无恶变征象，可定期随诊观察。

目前临床上常用的促性腺激素释放激素激动剂（GnRH-a）有亮丙瑞林、戈舍瑞林、曲普瑞林等，GnRH-a不宜长期使用，仅用于手术前的预处理，一般使用周期为3～6个月，长期使用会引起低雌激素而发生严重的更年期症状，也可同时补充小剂量雌激素对抗这种副作用。

米非司酮是一种孕激素拮抗剂，近年来临床试用以治疗子宫肌瘤，可使肌瘤体积缩小，但停药后肌瘤多再长大。长期使用会增加子宫内膜病变风险。

在子宫肌瘤患者出血期，若出血量多，运用子宫收缩剂（如缩宫素、麦角）及止血药物［如止血酸、氨甲苯酸（止血芳酸）、立止血、三七片等］，可起一定程度的辅助止血作用。

患者若要手术治疗，要检查是否有手术指征，子宫肌瘤的手术治疗包括肌瘤切除术及子宫切除术，可经腹部亦可经阴道进行。内镜手术（宫腔镜或腹腔镜）也可以介入微创治疗。手术方式及手术途径的选择取决于患者的年龄、是否有生育要求、肌瘤大小及生长部位、医疗技术条件等因素。

子宫肌瘤患者还可以选择聚焦超声治疗。通过聚集超声波，在肿瘤内部将温度提升到65℃以上可导致肿瘤发生凝固性坏死而起到治疗作用，治疗可以使肌瘤发生萎缩，症状得到缓解。适用于有症状的子宫肌瘤，治疗后无手术瘢痕，术后恢复快，但可能会出现皮肤烫伤、临近肠管损伤、血尿等。

五、围绝经期（更年期）

（一）定义

更年期是指妇女绝经前后出现性激素波动或减少所致的一系列以自主神经系统功能紊乱为主，伴有神经心理症状的一组症候群，多发生于45～55岁女性，大多数妇女可出现轻重不等的症状。

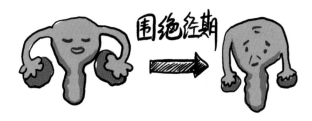

（二）主要症状

月经周期改变是更年期出现最早的临床症状，如月经周期延长、月经周期不规则、月经突然停止。异常出血者，应行诊断性刮宫，排除恶变。

血管舒缩功能不稳定，是围绝经期综合征最突出的特征性症状，主要表现为潮热、出汗，持续数秒至数分钟不等，发作频率每天30～50次，夜间或应激状态易促发。此种血管功能不稳定可

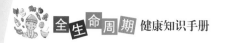

历时1年，有时也可长达5年或更长。

更年期妇女还可出现一系列并发症：①精神神经症状，在围绝经期首次发病，多伴有性功能衰退，可分为兴奋型和抑郁型；②泌尿生殖道症状，外阴及阴道萎缩，膀胱及尿道症状，子宫脱垂及阴道壁膨出；③心血管症状，部分患者出现假性心绞痛，有时伴心悸、胸闷，少数患者出现阵发性轻度高血压，伴头昏、头痛、胸闷、心悸；④妇女从围绝经期开始，骨质的吸收速度大于骨质生成，促使骨质丢失而发生骨质疏松。

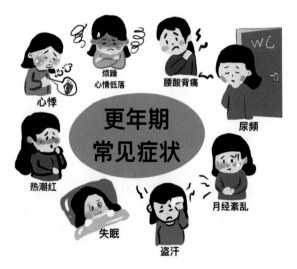

（三）治疗

更年期人群需充分了解更年期是一个正常的生理变化过程，出现一些症状是不可避免的，不必过分焦虑，保持豁达、乐观的情绪，合理膳食，积极参加社会活动，适当锻炼，必要时就医疏导。

轻症者一般不需服药治疗，必要时可遵医嘱服用雌激素替代治疗。还可进行中医调理，如常用逍遥散、小柴胡汤等经典药方以疏肝理气。

（四）日常预防

1. 认识和重视更年期，及早采取规范的保健及多层次的个体化治疗。

2. 积极防治更年期易患常见病，如心血管疾病、骨质疏松、泌尿生殖道萎缩炎症及早老性痴呆等。

3. 采取宫内节育器避孕者，在停经1年内取出宫内节育器。

第七节 老年期

老年期的定义

一般来说，人过了60岁就进入老年期。老年期虽然是人生的冬季，但是这一阶段也有美丽的风景。只要健康得到保证，老年期也能过得非常滋润。

老年期的生理及心理特点

一、生理特点

人到老年，运动系统老化，骨质软化，会出现行动不便、神经功能衰退、行动及各项操作技能变得缓慢、不准确、不协调，甚至笨拙，操作性动作缓慢、迟钝。其中，感知觉的适应性变化最明显，视力明显减退，出现"老花眼"；听力下降，尤以70岁以后最明显；味觉、嗅觉、触觉在60岁以后都有明显下降。脑组织质量和脑细胞数减少、萎缩，致使思维迟缓、迟钝。记忆力减退是老年人的特点之一，主要表现为近事容易遗忘，远事记忆尚好；速记、强记困难，理解性记忆、逻辑性记忆常不逊色。老年人的抵抗能力和自身修复机能衰退，高血压、糖尿病等慢性疾病多发，易发生肿瘤疾病。

二、心理特点

1. 形态老化引起形态变化必然让老年人不满意自己的形象，常常容易产生"来日不多"的心理。离休或退休必然让老年人的社会角色发生改变，从而引起老年人的一系列身心变化。

2. 情绪情感变化。老年人由社会人变成自由人，社会角色发生变化，造成短期内难以适应，从而引起情绪上的变化，表现为消沉、郁闷、烦躁等。

3. 不安全感增加。老年人常因子女关心照顾较少或因失去配偶感到孤独。老年人适应性差，对周围环境的态度和适应方式趋于被动、拘泥刻板、速度减退，趋于保守、多疑、依赖、易激动，常出现敏感、猜疑，甚或有心因性偏执观念。

科学保健要点

老年期科学保健要点，关键要注意日常起居、合理膳食、适量运动、戒烟限酒、心理平衡五个方面。

一、日常起居

"夜卧早起，广步于庭"，在保证6~8小时睡眠的情况下，应到户外活动，晒晒太阳，呼吸新鲜空气。

安全管理小常识

1. 起居动作要轻缓。老年人在突然、快速改变体位时常头晕、眼花、心慌，甚至是摔倒。因此，老年人应注意在起床、下床、转身时动作要缓慢，避免久坐、久站、低头弯腰等动作。

2. 体弱、高龄老人行走时要借助拐杖，或依靠他人搀扶，避免行走时间过长。

3. 老年人出行时最好有人陪护。若老年人经常到户外活动，要注意交通安全。

4. 家具要适用。老年人家中各种家具配置要充分考虑其使用的安全性，如坐椅要结实牢固，有靠背或扶手，高低应适宜；床具最好是硬板床、铺厚褥，高矮要合适；地面要平坦不打滑；门坎不宜过高；等等。

5. 其他安全注意事项：①尽量减少爬高就低；②尽量不穿塑料底的鞋和高跟鞋，以防滑倒；③睡前不吸烟，保证不躺着吸烟，以防发生火灾；④做家务劳动时，动作舒缓，不急躁，防止烫伤。

二、合理膳食

老年人的饮食应讲求性味甘平、饭菜温热、容易消化、品种多样。老年人应多食鸡、鱼、蛋、豆制品以及新鲜蔬菜、水果、干果等高蛋白、高维生素、高微量元素、易消化吸收食物，以提高自身抗病能力。脾胃虚弱的老年人应适量吃姜，以驱寒养胃；哮喘病患者应常喝蜂蜜水，以润燥、止咳、镇喘；慢性支气管炎患者应禁食辛辣、高盐食物，还应戒烟戒酒。一日三餐要合理安排，定时定量。早饭吃好，午饭吃饱，晚饭吃少。不暴饮暴食，不经常在外就餐，少吃高油脂、过甜、过咸食物，多吃含钙丰富的食物，如虾皮、豆制品、芝麻、牛奶。老年人饮水不足或过多都会危害身体健康，每日饮水应少量多次，总饮水量在1200mL以上（约6~8杯），最好选择白开水或淡茶水。

三、适量运动

适量运动有助于控制体重，增强机体免疫力，降低患高血压、脑卒中、冠心病、2型糖尿病、结肠癌、乳腺癌和骨质疏松等慢性疾病的概率。老年人应尽量生活自理，这有助于调节心理平衡，消除压力，缓解抑郁和焦虑症状，改善睡眠。每天进行累计相当于步行6000步以上的身体活动，若条件允许，最好进行30分钟中等强度的运动，如连续快走5000步或慢跑20分钟，跳广场舞1小时。运动时要注意安全，选择在光线充足的时段、场地运动，以熟悉的环境为宜，不要选择有青少年正在剧烈运动的场所，以免因冲撞而受到伤害。

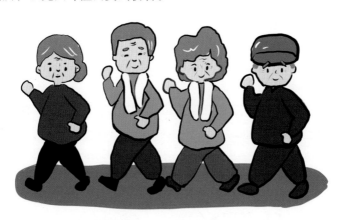

四、戒烟限酒、避免过度刺激因素

吸烟、饮酒有害健康。若无法做到滴酒不沾，也应尽可能饮用低度酒且不宜过量。避免在强噪音，有刺激性烟雾、粉尘的环境下长时间滞留。

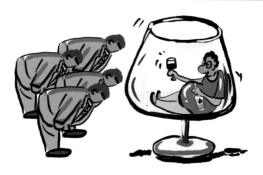

五、心理平衡

心理平衡是一种良好的心理状态，即能够正确地评价自己，应对日常生活中的压力，坚持每天学习，保持乐观、豁达的生活态度。

易患疾病及预防

一、骨质疏松

（一）病因

简单地说，骨质疏松就是单位体积内骨量明显减少，骨的微小结构被破坏，从而使骨的脆性增加。骨质疏松是一种与老化相

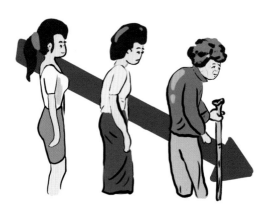

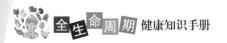

关的病理过程。随着年龄的增长，骨功能减退，年龄越大，骨质流失越多，越容易出现骨质疏松，这也与老年人生理代谢发生变化有关。

（二）主要表现

骨痛是骨质疏松最常见、最主要的症状。其主要原因有3点：①骨转换过快，骨吸收增加，导致骨小梁吸收、断裂，骨皮质变薄、穿孔，从而引起疼痛；②在重力作用下，由于骨强度明显下降导致椎体楔形变形或鱼尾样变形而引起疼痛；③骨骼变形，导致附着在骨骼上的肌肉张力发生变化，使肌肉易疲劳，出现痉挛，从而产生肌膜性疼痛。疼痛最常见的部位是腰背部、肋部及髂部。当胸背部发生严重畸形时，全身各处均有疼痛。

骨质疏松性改变，使椎体骨小梁破坏、数量减少、强度变弱，导致椎体变形。当骨质疏松严重时，整个脊柱可缩短约10～15cm。研究发现，妇女在60岁以后，男性在65岁以后逐渐出现身高缩短。虽然椎体压缩，但后结构，如棘突、椎板、椎弓根并未被压缩，从而使整个脊椎前屈、后突造成驼背畸形。驼背越重，腰背疼痛症状越明显。因受力原因，有些患者还伴有侧凸畸形。

老年人在扭转身体、持物、开窗、室内日常活动、跌倒等外力作用下容易发生骨质疏松性骨折，常见的有胸腰椎压缩性骨折、股骨颈及转子间骨折、桡骨远端骨折、肱骨颈骨折、肱骨髁上骨折、踝部骨折、胫骨平台骨折、股骨髁上骨折等。

因骨质疏松引起的呼吸系统障碍，主要是由脊柱畸形和胸廓畸形造成的，会出现胸闷、气短、呼吸困难及发绀等症状。

（三）预防

人到老年，骨骼保健是一项重要的课题。老年期骨质疏松，预防重于治疗，防止骨质快速流失应深入到日常生活习惯的方方面面。

一方面，老年人因食欲差，消化功能减退等而从饮食中获取的钙量不足；另一方面，因生理原因造成钙丢失过多，所以老年人应多摄入钙含量丰富的食品，日常以牛奶、鸡蛋等含钙量较高的食物为主，同时以绿叶蔬菜、豆类及豆制品、鱼、虾、海产植物、贝类等含维生素、微量元素丰富的食物为辅。微量元素和维生素的摄入对防治骨质疏松有重要作用。

老年人的骨骼因疏松而变得有脆性，但只要保护得好，就不会轻易发生骨折。因此，防止跌倒是预防骨质疏松性骨折的重要措施。

老年人可服用钙片补充钙。病情较重者不能单用钙剂，应配合其他药物治疗，也可选用活化维生素 D，其效果更佳。需要注意的是，药物治疗只是治疗中的一部分，还应该与其他有关骨保健的方法结合起来，具体选用何种药物应视个人病情而定，不可擅自滥用。

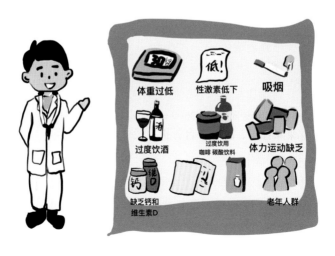

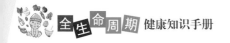

二、骨折

据调查，老年人因在日常生活中不注意细节导致骨折的在50%以上，所以对老年人来说，骨折的防范十分重要。

（一）骨折的预防

摔倒是老年人发生骨折的直接原因。做到以下几点可避免老年人摔倒：居室物品的摆放，以不妨碍行走为宜，居室桌、椅等家具要稳固，居室里的地板和鞋子要防滑；地面要保持干燥、不积水；楼梯、过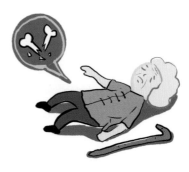道、卫生间的照明要充足；淋浴室和坐便器旁要安装把手；老年人最好不要在卫生间穿拖鞋。

（二）骨折的处理

遇到老年人发生骨折要保持冷静，不要随意牵拉骨折部位，以防损伤血管和神经，应迅速使用夹板固定患者的骨折部位，同时呼叫120，及时将骨折患者送往医院治疗。

三、颈椎骨质增生

（一）定义

颈椎骨质增生是一组颈椎周围骨关节发生的退行性病变，因长期慢性损伤导致骨关节边缘出现瘢痕组织增生以及钙盐沉积，形成骨质增生。

（二）主要表现

多数人仅在X线检查时见到骨刺而没有临床症状，如果骨刺压迫颈椎血管、神经，则会出现头晕、头疼、颈部僵痛、眼干、视物模糊、上肢麻木、疼痛等症状；如果影响到脊柱前方的交感神经，则会出现心慌、胸闷等症状；如果挤压到脊髓，则会出现

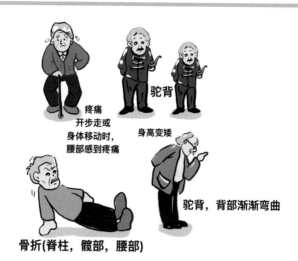

疼痛
开步走或
身体移动时，
腰部感到疼痛

驼背

身高变矮

骨折(脊柱，髋部，腰部)

驼背，背部渐渐弯曲

四肢麻木、无力，甚至小便失禁、四肢瘫痪等症状。颈椎骨质增生常见于长期伏案工作，长期使用电脑、手机，长期熬夜等群体中。

（三）预防

避免长时间低头看手机、看书、看电脑等，适时活动身体和颈部，保持血液通畅。可适当卧床休息，减少颈椎刺激。

（四）治疗

目前，颈椎骨质增生的治疗方法主要有药物治疗和物理治疗，其中物理治疗又分牵引法和理疗法。此外，根据颈椎骨质增生的严重程度又可选择保守治疗或手术治疗。

保守治疗可纠正颈椎内外平衡，恢复颈椎正常解剖关系和功能。可采用坐姿、卧式等姿势，利用颈部支架、四头带牵引等工具进行理疗；还可使用超短波、微波、电脑中频等物理疗法，改变颈椎软组织水肿，改善颈部血液循环。

手术治疗适用于骨质增生压迫血管、脊髓、神经，且神经功能损害呈进行性加重的患者。

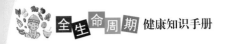

四、腰椎骨质增生

（一）定义

腰椎骨质增生是一种骨关节慢性退行性疾病，多见于中老年人，且女性偏多，60岁以上人群患病率可达50%。

（二）主要表现

大多数腰椎骨质增生患者平时没有任何不适，或者感觉无异常，只有在体检时发现有腰椎骨质增生。有症状的患者可表现为局部腰部酸痛、胀痛、僵硬感。当骨质增生引起神经压迫时，可出现下肢疼痛，多为逐渐发生，具有放射性，疼痛由臀部向下肢或足部放射。部分患者还伴有腿部麻木感、感觉减退及下肢无力。当骨质增生突入椎管可引起椎管狭窄，导致神经受压，患者在出现腰腿痛的同时，还会出现间歇性跛行，甚至是马尾综合征。

患者行走一段距离后，下肢出现酸、麻、胀或疼痛，如同灌铅一般，因而行走乏力，出现跛行，不得不停下来休息，而在患者坐下或蹲下休息后，症状会逐渐缓解，又可行走，但行走一段距离后症状复现，再次引起跛行，如此反复，即为"间歇性跛行"。

马尾综合征是指当椎管狭窄使马尾神经受压时，出现会阴部麻木、鞍区感觉异常的一种征候，部分患者会出现大小便障碍及性功能障碍，急性发病时应作为急诊手术的指征。

（三）预防

改变不良的生活及工作习惯，注意休息，避免久坐、久站，不要过度干重体力活。若肥胖则应减轻体重，适当进行体育锻炼。

（四）治疗

腰椎骨质增生急性期可以通过口服镇痛药物或者外用药膏来

缓解疼痛。佩戴弹力围腰支具可以限制腰部活动，维持腰椎姿势，有利于缓解疼痛，但佩戴时间不宜过长，过长则会引起腰背肌力下降。

腰椎骨质增生症状较重，影响生活和工作者；脊髓、神经根受压症状明显，且有加重趋势者；出现马尾综合征、会阴部麻木、大小便障碍症状者，均可考虑手术治疗。脊柱微创手术因创伤小、恢复快，已受到越来越多的关注。近年来，随着器械改良与技术进步，微创手术适应证不断扩宽，微创手术已成为腰椎手术治疗的趋势。

（五）康复训练

进行正确合理的有氧运动可以改善关节功能，缓解疼痛，如散步、打太极拳、跳广场舞等活动。进行腰椎锻炼可用以下两种方法。

仰卧抬起骨盆　仰卧位双膝屈曲，以足和足背部作支点，抬起骨盆，然后慢慢落下，反复20次。该动作能矫正下骨盆前倾，增加腰椎曲度。

飞燕点水　俯卧位，使头、上肢及背部后伸，或下肢及腰部后伸，或整个身体后伸。

常见内科疾病

老年期常见内科疾病有冠心病、高血压、高血脂、肥胖、糖尿病、老年慢性支气管炎、溃疡，各种神经症、癌症和脑血管疾病。事实上，不少疾病是与不良心理因素有密切关系的"身心疾病"。

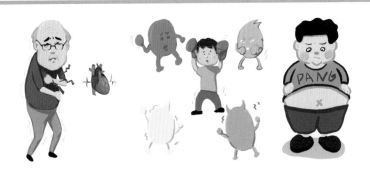

一、冠心病

（一）定义

冠心病是冠状动脉粥样硬化性心脏病的简称。心脏是人体的重要器官，它的作用就好比是一个永不停止工作的泵，随着心脏的每次收缩，将氧气和营养物质经主动脉血流输送到全身，以供给各组织细胞代谢需要。

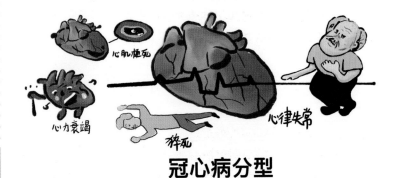

冠心病分型

（二）分类

冠心病一般可分为心绞痛、心肌梗死、心力衰竭和心律失常、猝死、无症状性心肌缺血几种类型。

下面主要介绍心绞痛和心肌梗死。

心绞痛

心绞痛的特点为阵发性胸骨前压榨样疼痛感觉，也可表现为闷胀感、烧灼感，也有部分表现为上腹痛、咽喉部疼痛，可放射至颈部与左上肢，常发生于劳动或情绪激动时，每次发作3~5分钟，可数日发作一次，也可一日发作数次，休息或服用硝酸酯制剂后症状可消失。本型多见于男性，多数患者在40岁以上，劳累、情绪激动、饱食、受寒、阴雨天气、急性循环衰竭等为常见诱因。症状发作时，应停止活动，原地休息；严重时，可舌下含服硝酸甘油或速效救心丸缓解。

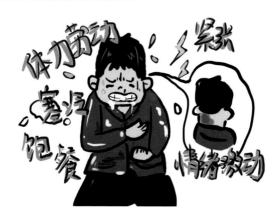

心肌梗死

心肌梗死是指急性、持续性心肌缺血、缺氧（冠状动脉突发完全闭塞或严重狭窄）引起的心肌坏死疾病。

心肌梗死患者的临床表现为心电图有明显变化，可并发心律失常、休克或心力衰竭等合并症，常可危及生命。一旦出现持续性胸痛应立即拨打120到胸痛中心救治，同时服用速效救心丸。

约半数以上的急性心肌梗死患者，在起病前1~2天或1~2

周有前驱症状，最常见的是原有的稳定型心绞痛变为不稳定型，或继往无心绞痛，突然出现长时间心绞痛，疼痛典型的心肌梗死症状包括突然发作剧烈持久的胸骨后压榨性疼痛，超过30分钟，经休息和服用硝酸甘油后不能缓解，常伴烦躁不安、出汗、恐惧或濒死感，少数患者无疼痛，一开始即表现为晕厥休克或急性心力衰竭。因部分患者的疼痛位于上腹部，故常被误认为是胃穿孔、急性胰腺炎等急腹症，这种发作可见于年龄大的患者，同时常伴有下肢冰冷、面色苍白、大汗淋漓。胃肠道症状多见于下壁梗死的患者，心律失常发生在起病的1～2周内，而以24小时内多见；前壁心肌梗死易发生室性心律失常，下壁心肌梗死易发生房室传导阻滞；心力衰竭主要是急性左心衰竭，在起病的最初几小时内发生，表现为呼吸困难、咳嗽、紫绀、烦躁等症状。

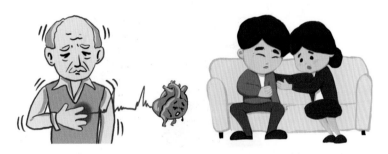

心肌梗死是临床上非常严重的一类冠心病，老年人应做相应的预防措施，主要包括：①发生心绞痛时，应尽早到心血管专科就诊，及时治疗，防止发生心肌梗死；②放松心情，保持乐观豁达的生活态度，不大喜大悲；③气候恶劣，如持续低温、高温、大风、阴雨时，冠心病患者要注意保暖、降温，必要时要在医生的指导下，适当服用药物；④不要在寒冷、饱餐或饥饿的情况下洗澡，洗澡水温不宜过高或过低；⑤在日常生活中，避免搬抬过重的物品；⑥适度锻炼，参加有氧活动，如散步、慢跑等，应避

免竞争激烈的比赛，即使比赛，也应以锻炼身体、增加乐趣为目的，不以输赢、论高低为目的，心率不要超过110次/分钟。

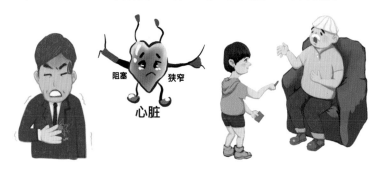

心肌梗死的治疗方法有三种：急性非ST段抬高心肌梗死，以药物治疗为主；介入治疗；冠状动脉搭桥术。目前以介入治疗为主，一旦发生心肌梗死应立即就医，最好到就近医院就医或拨打120急救电话以便得到及时有效的治疗。

（三）冠心病饮食注意事项

饮食宜清淡、易消化，少食油腻、高脂肪、高糖类食物。食用足量的蔬菜、水果，少食多餐，晚餐量少，不宜喝浓茶、咖啡。

具体注意事项：①尽可能少食红肉；②适当补充硒、铜、钙、镁元素及维生素E、胆碱、卵磷脂、肌醇等；③多食大麦、豆类、糙米、水果、燕麦等富含纤维的水溶性食物；④忌暴饮暴食，忌烟酒、刺激性食物，忌食过多的动物脂肪及含胆固醇较高的动物内脏。

（四）预防

冠心病的一级预防包括：良好的生活习惯，戒烟限酒，不熬夜，保证饮食清淡且营养均衡，坚持运动，控制血脂血糖，保持轻松愉快的心情。

冠心病的二级预防包括：控制危险因素（如高血压、高血脂、高血糖，在医生的指导下规律服用相应药物）；进行抗血小板、抗心绞痛治疗；使用血管紧张素转化酶抑制剂，运用β-受体拮抗剂预防心律失常，减轻心脏负荷等。

此外，在日常生活中，老年人还要做到以下几点来预防冠心病：①冠心病患者忌暴怒、惊恐、过喜以及过度思虑；②起居有常是预防冠心病最基本的方法（早睡早起，避免熬夜工作，临睡前不看紧张、恐怖的小说和电视）；③根据自身的身体条件、兴趣爱好选择合适的运动来预防冠心病，切记量力而行，避免剧烈活动；④避免过重体力劳动或突然用力，饱餐后不宜运动；⑤吸烟是造成心肌梗死、中风的重要因素，预防冠心病应绝对戒烟，可少量饮啤酒、黄酒、葡萄酒等低度酒促进血脉流通，气血调和，但不能喝烈性酒。

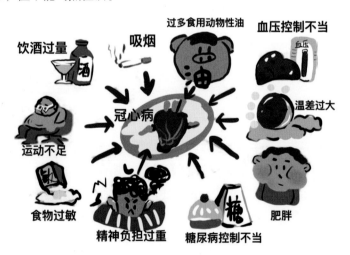

二、高血压

（一）定义

高血压是以体循环动脉压升高为主要临床表现的心血管综合

征，可分为原发性高血压和继发性高血压，约90%～95%的病例为原发性高血压。原发性高血压又称高血压病，是心血管疾病最重要的危险因素。

（二）诊断

在未使用降压药的情况下，非同日3次测量诊室血压，收缩压≥140mmHg和（或）舒张压≥90mmHg；患者既往有高血压史，目前正在使用降压药物，血压虽然低于140/90mmHg，但仍应被诊断为高血压。

（三）主要表现

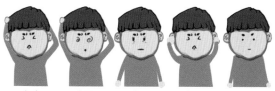

头痛　　眩晕　　失眠　　耳鸣　　麻木

高血压的症状因人而异，早期可能无症状或症状不明显，常见有头晕、头痛、颈项板紧、疲劳、心悸等，可通过改善生活方式、用药有效控制血压。单纯收缩期高血压就是老年性高血压，需长期治疗。

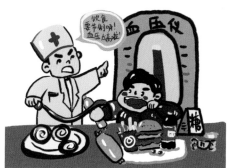

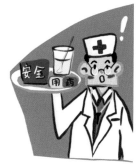

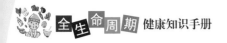

表3　自测血压水平

	SBP/DBP（mmHg）		
诊室血压	≥140	和/或	≥90
动态血压	24小时平均值≥130	和/或	≥80
	白天（或清醒状态）平均值≥135	和/或	≥85
	夜晚（或睡眠状态）平均值≥130	和/或	≥80
家庭血压	≥135	和/或	≥85

注：2020年国际高血压联盟将高血压分为2级，1级为140～159/90～99mmHg，2级为>160/100 mmHg。

表4　血压分级

分类	收缩压（mmHg）	条件	舒张压（mmHg）
正常血压	<120	和	<80
正常高值血压	120～139	和（或）	80～90
高血压	≥140	和（或）	≥90
1级高血压（轻度）	140～159	和（或）	90～99
2级高血压（中度）	160～179	和（或）	100～109
3级高血压（重度）	≥180	和（或）	≥110
单纯收缩期高血压	≥140	和	<90

注：当收缩压和舒张压分属于不同级别时，以较高的分级为准。

表5　心血管风险水平

其他心血管危险因素和疾病史	血压(mmHg)			
	SBP130~139和(或)DBP85~89	SBP140~159和(或)DBP90~99	SBP160~179和(或)DBP100~109	SBP≥180和(或)DBP≥110
无	—	低危	中危	高危
1~2个其他危险因素	低危	中危	中高危	很高危
≥3个其他危险因素，靶器官损害、或CKD3期、无并发症的糖尿病	中/高危	高危	高危	很高危
临床并发症或CKD≥4期、有并发症的糖尿病	高/很高危	很高危	很高危	很高危

注：2020年国际高血压联盟将心血管风险水平仅分为低危、中危、高危3个层次，将极高危并为高危，没有极高危患者说明高危患者就应该严格控制血压的危险因素。

心血管危险因素

超过50%的高血压患者合并有其他心血管危险因素。

最常见的危险因素：糖尿病（15%~20%）、血脂异常[低密度脂蛋白胆固醇和甘油三酯升高（30%）]、超重/肥胖（40%）、高尿酸血症（25%）和代谢综合征（40%），以及不健康的生活方式（吸烟、高酒精摄入、久坐）。

所有高血压患者都应进行心血管风险评估。

考虑心血管风险增加：慢性炎症性疾病，慢阻肺，精神疾病，心理社会应激。

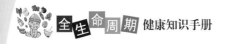
（四）预防

高血压患者应定期随访、测量血压，尤其要注意管理清晨血压，积极治疗高血压（药物治疗与生活方式干预并举），减缓靶器官损害，预防心脑肾并发症的发生，降低致残率及死亡率。

（五）治疗

原发性高血压目前无根治方法，主要通过控制血压，减少高血压患者心、脑血管病及肾脏损害的发生率和死亡率。

高血压患者的血压控制目标值为小于140/90mmHg，糖尿病、慢性肾脏病、心力衰竭或病情稳定的冠心病合并高血压患者，血压控制目标值为小于130/80mmHg。

非药物治疗适用于所有的高血压患者。非药物治疗包括：①减轻体重，将体重控制在正常范围内［BMI在（18.5～23.9）/kg·m²］，男性腰围控制在90cm以内，女性在85cm以内；②减少钠盐摄入，每日不超过6g；③补充钾盐，多吃新鲜水果蔬菜；④减少脂肪摄入，少吃或不吃肥肉和动物内脏；⑤戒烟限酒；⑥加强锻炼（有氧运动，如步行、慢跑、骑车、游泳等，每日体力活动时间大于30分钟，5～7次/周）；⑦舒缓精神压力，保持心态平衡；⑧必要时补充叶酸制剂。

高血压患者若选择药物治疗，应遵循小剂量，优先选择长效制剂，联合用药，个体化的原则。常用的降压药物主要分为五类：①利尿剂，如氢氯噻嗪；②β-阻断剂，如美托洛尔；③钙通道阻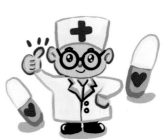滞剂，如氨氯地平缓释片；④血管紧张素转换酶抑制剂，如依那普利；⑤血管紧张素Ⅱ受体抑制剂，如厄贝沙坦等。

三、眼耳喉疾病

慢性中耳炎主要表现为耳内间断流脓，当感冒或免疫力下降时流脓发作或增多，严重时伴恶臭或出血，听力有不同程度的下降。若处理不及时，部分患者会出现严重的颅内或颅外并发症，甚至危及生命。

慢性鼻炎是耳鼻喉科常见病，患者可出现鼻塞、鼻涕增多，鼻根部及头部胀痛、嗅觉减退。长期张口呼吸及鼻涕倒流易致慢性咽喉炎、打鼾、失眠、精神萎靡、记忆力下降；咽鼓管发炎蔓延可致耳鸣、听力减退，若处理不当约有2.6%的患者需行手术治疗。

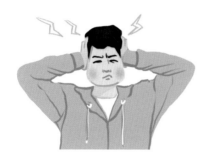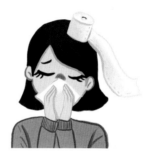

慢性咽喉炎也是耳鼻喉科的常见病，患者主要表现为咽部不适、干痒、异物感、烧灼感、微痛，伴咳嗽、恶心，严重影响日常生活。

四、慢阻肺

（一）定义

慢性阻塞性肺疾病简称"慢阻肺"。民间常称的"慢支炎""肺气肿"与慢阻肺有一定的区别，均不能代表慢阻肺。慢阻肺是一种常见的、可防可控、可治疗的疾病，以慢性呼吸道症状和持续气流受限为特征，由大量暴露于有毒颗粒或气体引起的气道和/或肺泡异常所致。其中最主要的毒性颗粒由烟草产生，其次是

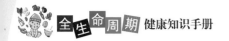

工作环境，以及烹饪、烧秸秆等导致的室内污染，另外遗传因素、年龄、性别、幼年肺炎患病史等均与该病相关。

（二）临床表现

咳嗽 慢性咳嗽是慢阻肺的首发症状。慢阻肺稳定期，咳嗽多在晨起或夜间明显，起初为间断性，随着病情的进展，每天或者一整天均有咳嗽，然而这一症状常常被患者忽略，认为咳嗽与吸烟、环境刺激有关。部分患者伴有咳痰，少数患者主要表现为干咳，相当一部分患者在出现呼吸困难后才到正规医疗机构就诊，导致错过了最佳治疗时机，因此慢阻肺患者应重视该症状。

咳痰 慢阻肺稳定期患者咳嗽时常常伴有少量白色泡沫状痰，常常以"咳嗽、咳痰2年，每年发作3个月以上，排除其他原因"考虑为慢性支气管炎（慢阻肺前期疾病），以上诊断方式虽已被检查仪器代替，但其仍有较大的临床意义，当患者持续咳嗽、咳痰2年以上时，应尽早就诊，及时排除慢阻肺。

呼吸困难 呼吸困难是慢阻肺最主要的表现，也是多数患者就诊的主要原因。早期慢阻肺主要表现为活动时出现呼吸困难，若未进行正规治疗，随着病情进展，会逐渐加重，部分患者甚至出现日常活动、休息时喘累，此症状是慢阻肺的标志性症状，患者常描述"呼吸费力""喘息""气不够用"。

胸闷 慢阻肺严重的患者会出现胸闷症状。

部分晚期患者会出现体重下降、食欲减退等表现。当患者出现急性加重时，咳嗽频率、严重程度加重，咳痰量增加，痰颜色改变，呼吸困难程度加重，甚至部分患者会出现意识障碍表现，也有部分患者会出现双下肢水肿、腹胀等慢性肺源性心脏病表现。因此，当患者症状出现改变时，需及时就医。

表6　mMRC评分表

mMRC分级	呼吸困难症状
0级	剧烈活动时出现呼吸困难
1级	平快地行走或爬缓坡时出现呼吸困难
2级	由于呼吸困难,平地行走时比同龄人慢或需要停下来休息
3级	平地行走100米左右或数分钟后即需要停下来喘气
4级	因严重呼吸困难而不能离开家,或在穿衣脱衣时即出现呼吸困难

（三）治疗

慢阻肺根据患者病情严重程度、病程来治疗,可分为稳定期治疗和急性加重期治疗。

稳定期治疗首先要做好慢阻肺患者的宣教与管理工作,最重要的是要让患者脱离含毒性颗粒的环境、戒烟、居室通风、做好职业防护等,其次是使用相关药物,如支气管舒张剂β2受体激动剂（沙丁胺醇、左旋沙丁胺醇、沙美特罗、福莫特罗、茚达特罗、奥达特罗）、胆碱能拮抗剂（异丙托溴铵、噻托溴铵、格隆溴铵、芜地溴铵）、甲基黄嘌呤类（氨茶碱、茶碱缓释片、多索茶碱等）、糖皮质激素（氟替卡松、布地奈德、倍氯米松、莫米松、丙酸氟替卡松等吸入剂）、化痰药物（氨溴索、福多司坦、乙酰半胱氨酸等）、磷酸二酯酶-4抑制剂（孟鲁司特钠、罗氟司特）、联合制剂（布地奈德福莫特罗、沙美特罗替卡松、茚达特罗格隆溴铵、布地格福等）。根据患者首次就诊情况,对稳定期慢阻肺进行严重程度综合评估,并指导药物治疗。

当患者的氧分压≤55mmHg或血氧饱和度≤88%,伴或不伴有高碳酸血症,或者氧分压在55～60mmHg或血氧饱和度≤89%,伴有肺心病、右心功能不全、红细胞增多症时,应该长期进行家庭

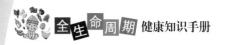

氧疗。一般采用鼻导管吸氧，氧流量控制在 1~2L/分钟，吸氧时间建议每天超过 15 小时。

慢阻肺的肺康复措施包括呼吸生理治疗、肌肉训练、营养支持、精神治疗与相关健康知识教育等。

急性加重期治疗需尽早就诊，积极寻找病情急性加重的原因；使用支气管扩张剂（药物同稳定期），严重者可加用短效吸入或者雾化治疗；低流量吸氧，必要时使用机械通气；根据患者的临床情况综合判断，合理使用抗生素；除稳定吸入糖皮质激素外，可短时间口服或者静脉注入激素；维持电解质平衡、调节胃肠功能、保证热量和蛋白质供给，必要时可采取肠外营养供给。

（四）科学保健预防

1. 戒烟是预防慢阻肺最重要的措施，在疾病的任何阶段都应该戒烟。

2. 使用抽油烟机、注意居室通风，减少烹饪带来的污染。建议日常生活使用天然气，减少燃烧秸秆、煤炭所带来的污染。

3. 定期到社区注射流感疫苗、13 价肺炎球菌多糖结合疫苗（PCV-13）和 23 价肺炎球菌疫苗（PPCV-23）等。

4. 适当进行文娱体育活动。其中唱歌、游泳均有益于肺功能。

五、脑卒中

（一）定义

脑卒中又称急性脑血管病或脑血管意外，中医称中风。它是由脑部血管闭塞或破裂引起血液循环障碍，导致局部神经功能受损的一类疾病。

（二）分类

脑卒中可分为两大类：一类是出血性脑卒中，简单来说就是因脑血管破裂引起的，包括脑出血和蛛网膜下腔出血；另一类是缺血性脑卒中，一般来说就是由脑血管闭塞引起的，包括脑梗死（脑血栓形成、脑栓塞）、短暂性脑缺血发作。

（三）危险因素

脑卒中的危险因素较多、较复杂，大致可分为两类：一类是可干预的危险因素，另一类是不可干预的危险因素。可干预的危险因素有高血压、高血脂、糖尿病、心脏病、短暂性脑缺血发作，以及肥胖、大量吸烟和大量饮酒等不良生活习惯；不可干预的危险因素有年龄、性别、种族、家族史等。

（四）就医指征

若患者突然出现以下任一症状时，应考虑脑卒中可能：①一侧肢体（伴或不伴面部）无力或麻木；②一侧面部麻木或口角歪斜；③说话不清或理解、言语困难；④双眼向一侧凝视；⑤单眼或双眼视力模糊或丧失；⑥眩晕伴呕吐，有既往少见的严重头痛、呕吐；⑦意识障碍或抽搐。

简单快速判断脑卒中的方法有"中风120"或"FAST法则"。

（五）诊断流程

第一步，判断是否为脑卒中，排除非血管性疾病；第二步，进行颅脑CT/MRI检查，鉴别缺血性和出血性脑卒中；第三步，采用神经功能评价量表评估神经功能缺损程度。

（六）相关检查

颅脑CT可准确识别绝大多数脑卒中，可帮助鉴别非血管性病变（如脑肿瘤），是疑似脑卒中患者确定诊断的首选影像学检查方法。CT平扫出血性病灶为高密度，缺血性病灶为低密度。怀疑因动脉瘤引起脑卒中的患者可以做CTA检查，CTA影像图上出

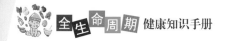

现"斑点征"是早期血肿扩大的预测指标。

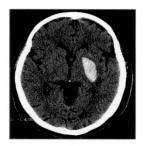
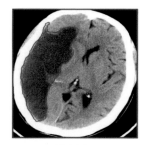

脑出血 　　　　　　　　脑梗死

　　颅脑MRI检查急性脑梗死时，其弥散加权成像最敏感，呈明显高信号；脑出血的MRI信号则会随着出血时期的不同发生改变，比较容易被诊断。MRI血管成像（包括动脉成像和静脉成像）可以看到由动脉瘤、静脉窦血栓等引起的脑卒中的病灶。但需注意，若患者有幽闭恐惧症或体内有金属植入物，如假牙、心脏支架等不能行MRI检查。

　　脑血管造影属于有创检查，需要住院后在手术室局麻下操作。脑血管造影能清晰显示脑血管各级分支及引起脑卒中的位置、大小、形态及分布，发病血管显示清楚，可以借此了解血流

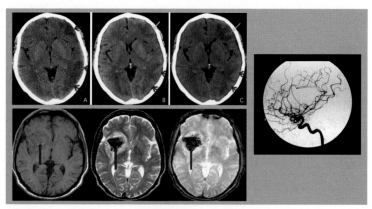

脑血管造影影像图

动力学改变，为血管内栓塞治疗、血管再通或外科手术治疗提供可靠的病因病理解剖示意。因此，脑血管造影仍是当前血管病变检查的"金标准"。

（七）早期康复治疗

脑卒中的后遗症可能有单侧或双侧肢体无力、言语不清、感觉障碍等，所以康复训练对脑卒中患者非常重要，有助于其受损功能的恢复。早期康复治疗可预防并发症，最大限度减轻功能残疾，改善预后。一般脑卒中发病后24小时可以开始康复训练，训练周期视病情而定，可能需数月至数年才可恢复部分神经功能。康复训练的方法包括肢体功能训练、语言训练、生活活动训练、认知训练、心理康复训练。进行康复训练时，应听从专业医生的建议，避免因不当方式造成二次伤害。

（八）饮食调养

发生脑卒中后，因患者行动不便、活动能力下降、胃肠功能减弱，所以容易发生便秘。因此，脑卒中患者的饮食要注意以下几点：①要吃易消化的食物，满足蛋白质、糖、维生素的供给；②注意营养搭配，多吃新鲜蔬菜，多吃高蛋白食物，少吃动物脂肪、动物内脏；③多饮水，多吃半流质食物，可以预防便秘，保持大小便通畅；④改变不良的饮食习惯，控制食盐的摄入，饮食不宜过咸，戒烟酒，不饮浓茶、过夜茶，不吃辛辣刺激性食物等。

（九）预防脑卒中复发

脑卒中治疗后容易复发或者新发，再次出现脑出血或脑梗死。为了预防脑卒中复发，在日常生活中应做好以下预防工作：①积极治疗相关基础疾病，消除引起脑卒中的各种危险因素；②加强生活自理能力，作息规律，不熬夜；③加强患侧肢体功能锻炼，进行适当的体育运动；④积极调整心理状态，多与家人、

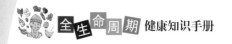

朋友沟通交流，避免情绪激动。

此外，老年人应做到定期体检、控制体重、合理饮食、控制基础疾病、日常监测血压、适度锻炼等预防保健措施。

六、脑梗死

（一）定义

脑梗死旧称"脑梗塞"，又称缺血性脑卒中，是一种脑部血液循环障碍，由缺血、缺氧导致的局限性脑组织缺血性坏死或软化疾病。脑梗死分为脑血栓形成和脑栓塞。脑梗死是脑血管病中最常见的一种类型，约占全部急性脑血管病的70%，以中老年患者多见，男女比例约为1∶1。

（二）病因

脑梗死的病因有大动脉粥样硬化、心源性栓塞（如房颤、心力衰竭、心肌梗死等）、小动脉闭塞。烟雾病是脑梗死的高危病因。患有高血压、心脏病、糖尿病及血脂异常等基础疾病是该病的高危病因，所以中老年人更容易发病。

（三）临床表现

脑梗死的主要发病形式为突然发病，在较短时间内达到症状的高峰，多数在24小时内发展到高峰，也有在发病后3~5天内逐渐发展到高峰。脑梗死发作可出现头痛、恶心呕吐、精神倦怠、嗜睡等全脑表现，也可出现失语、偏瘫、偏身感觉障碍、面舌瘫、流涎、吞咽功能障碍等局灶性神经系统受损体征。

（四）诊断依据

脑梗死的诊断主要根据患者的临床表现和相关辅助检查（颅脑CT/MRI）结果。

（五）治疗

根据病因、发病机制、临床类型、发病时间等制定脑梗死的治疗方案，实施个体化治疗。在一般内科支持治疗的基础上，可酌情采取改善脑循环、脑保护、抗脑水肿、降颅压等措施，一部分患者可进行介入治疗。

七、脑出血

（一）定义

脑出血又称"脑溢血"，是指由非外伤性脑实质内血管破裂引起的出血，可分为原发性脑出血和继发性脑出血（如脑血管畸形、脑动脉瘤等），占全部脑卒中的20%～30%，急性期病死率为30%～40%。常见于50～70岁，男性略多，春季易发。

（二）病因与诱因

脑出血最常见的病因是高血压合并细、小动脉硬化，其他病因包括脑动静脉畸形、动脉瘤、血液病、梗死后出血、脑淀粉样血管病、烟雾病、脑动脉炎、抗凝或溶栓治疗、瘤卒中等。

脑出血常见的不良生活方式风险因素包括超重或肥胖、酗酒或狂饮、吸烟或接触二手烟、食用可卡因和甲基苯丙胺等；医学风险因素包括血压明显升高、高胆固醇、糖尿病、阻塞性睡眠呼吸暂停、心脑血管疾病。

（三）临床症状

脑出血患者一般无前驱症状，少数可有头昏、头痛或肢体无力。发病后，症状在数分钟至数小时达到高峰，可出现头痛、恶心呕吐、意识障碍、血压升高、颈部僵硬等表现。因出血部位、出血量不同，临床特点也不尽相同。

（四）诊断

脑出血的诊断主要根据患者的临床表现和相关辅助检查（颅脑CT/MRI）结果。

（五）治疗

脑出血以控制脑水肿，防止脑疝形成，防止继续出血，促进神经功能恢复，防治并发症，降低病死率、致残率和复发率，提

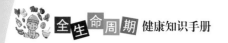

高患者生活质量为治疗原则。

脑出血的治疗分内科治疗和外科治疗，大多数患者以内科治疗为主。

内科治疗主要包括：①一般治疗，包括卧床休息，保持呼吸道通畅，有意识障碍者应安置胃管，有小便潴留者应安置尿管，给氧、心电监护等；②常用20%的甘露醇、速尿剂、人血白蛋白控制脑水肿；③稳定血压；④维持水、电解质平衡；⑤加强营养及护理，防止压疮等；⑥防止肺部感染、尿路感染、应急性溃疡、高热、抽搐、下肢深静脉血栓形成等并发症。

外科治疗主要适用于发病后意识障碍逐渐加深，或昏迷者，脑叶或基底节区出血量在30～40mL以上，小脑出血量在10mL以上者。手术方法包括开颅血肿清除术、钻孔扩大骨窗血肿清除术、立体定向或CT血肿引流术、脑室引流术等。手术时间在超早期即发病6～24小时内，或早期即72小时内较好。

八、心房颤动

（一）定义

心房出现不规则的颤动，心电图表现为正常的P波消失，出现极不规则的细小的颤动f波，将此现象称为心房颤动，简称房颤。房颤波不能都下传至心室，因此房颤时心室节律也极不规则。老年人房颤的发生率约为30%。

（二）病因

老年人房颤最常见的原因为冠心病，其次为瓣膜病（特别是风心病二尖瓣狭窄）、心肌病等。有部分患者房颤找不到病因，为特发性心房房颤，常见于各种原因导致心房增大的患者。

（三）诊断

房颤患者常有心慌、胸闷、全身无力，触诊时脉搏跳动绝对不整齐，强弱不等。老年人房颤多无自觉症状，体检时才被发现。房颤的诊断主要依靠心电图检查结果，心电图显示正常的窦性P波消失，出现大小不等的f波，心动周期绝对不整齐即为房颤。

（四）并发症

脑栓塞　房颤使心房内血液淤滞，容易导致心房内附壁形成血栓，血栓脱落可引起动脉栓塞，尤其脑血管栓塞是最为常见的并发症，一旦发生即有可能引起严重甚至大面积的脑梗死，严重者危及生命，中风后遗症致残率也比较高。

心力衰竭　长期房颤会导致心房无效收缩，心跳极不规则，心室充盈不完全，心排血量显著减少，出现头晕、乏力等症状。同时，回心血液减少，导致肺淤血，出现气短、乏力，甚至呼吸困难。长时间血液回流受阻，可出现腹胀，低垂部位水肿如双下肢水肿。

其他　其他动脉栓塞，如肠系膜栓塞、股动脉栓塞、锁骨下动脉栓塞等。发生栓塞后，栓塞部位均有相应症状，如剧烈疼痛、栓塞远端坏疽等。

（五）治疗

房颤的治疗包括转律，即转为正常心律（窦性心律），控制心室率、抗凝防止并发症等。

转律治疗包括药物复律、直流电复律、射频消融三种方法。其中药物复律适用于：①持续性房颤小于半年，或经超声检查证实心房内无血栓（阵发性房颤患者，在房颤发作时或发作间歇期均可用此方法治疗）；②电复律后用药物维持窦性心律，常用药物有普罗帕酮、胺碘酮等，但药物复律效果不佳，且难以维持窦性心律。同步直流电复律作用迅速，转律成功率较高，并发症较少，但房颤超过1年则效果不佳，此方法适用于75岁以下、无附壁血栓、无低钾血症、无洋地黄中毒患者，但转律后仍易复发。射频消融是目前转律效果最好的方法，基本上可以根治，只因目

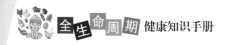

前治疗价格昂贵，能接受此种治疗的患者相对有限。

不适合药物转复或电复律转复失败的老年患者，不能进行射频消融治疗，必须要控制心室率，以防止心力衰竭的发生。控制心室率的药物有β-受体阻滞药，如美托洛尔（倍他乐克）、比索洛尔等，常用的有地高辛，但此类药物应在专科医生的指导下使用，切忌自行买药服用。在安静状态下，心室率控制在60～80次/分为宜；进行中等运动时，心率控制在90～110次/分为宜。

抗凝治疗是防止心房附壁血栓的有效方法，也是防止脑梗死、其他动脉栓塞的有效方法。常用的抗凝药物有华法林、达比加群酯、替罗非班。华法林是目前应用较广泛的药物，此药价格便宜，一般患者可以承受，但在服用华法林期间一定要检测血凝指标，使INR保持在2～3之间。同时，华法林的药效还受某些食物、药物的影响，如环丙沙星、红霉素、甲硝唑、抗真菌药、胺碘酮、丹参等可使华法林的药效增强；酒精、鱼油、芒果等食物也可以使华法林的药效增强；而替米沙坦、利福平、巴比妥类药物、维生素K、流感疫苗、豆奶、紫菜等可抑制华法林的药效。因此，在服用华法林时一定要注意避免使用上述抑制其药效的药物及食物。

其他治疗包括积极治疗原发病，如冠心病、风湿性心脏病二尖瓣狭窄等。

（六）预防心律失常

1.日常不可过量饮酒，同时要戒烟并远离二手烟，因为烟、酒会刺激交感神经，导致心脏电传导异常。

2.不能暴饮暴食，应多吃新鲜水果蔬菜，少喝咖啡、浓茶。

3.避免突然受冷或热刺激、感冒，洗澡时水温不宜过高或过低。

4.运动要适量。对心律失常老年患者而言，绝不是运动量越大对身体越好，要本着"量力而动"的原则，不可勉强运动或运动过量。老年人宜进行散步、打太极拳等较柔和的运动。

5.老年人发现自己心律失常后，要在专科医生的指导下进行治疗，切不可随意用药，或者自认为病情稍有好转就自行停药。严重的心律失常患者，如心室颤动、心房纤颤、重度房室传导阻滞患者，还须住院进行电除颤、电传复或安装心脏起搏器等特殊治疗。

6.定期体检。心律失常的患者没有心慌、胸闷等症状，很多患者是在体检时才发现心律失常，暂时没有症状的心律失常会损害心脏或引发脑卒中，在严重疲劳状态下可能突然发生严重的心律失常，甚至猝死。

7.积极治疗原发病是预防心律失常的重要措施。

8.在与他人相处时，要宽容豁达，避免情绪波动，不生闷气，也不暴怒或过分紧张。

9.作息规律，避免过度劳累。长期劳累是诱发心律失常最常见的原因之一。

九、前列腺增生

(一) 定义

前列腺增生旧称前列腺肥大，是前列腺的一种良性病变。前列腺增生是老年男性的常见病、多发病，是导致男性排尿异常最主要的原因。有调查显示，在60～70岁老年男性中，前列腺增生的发生率达60%，70～80岁则为70%，80岁以上则超过80%。

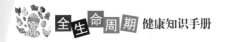

（二）病因

前列腺增生的发病原因与人体内雄激素与雌激素的平衡失调有关。病变起源于后尿道黏膜下的中叶或侧叶腺组织、结缔组织及平滑肌组织形成混合性圆球状结节。结节以两侧叶和中叶增生最为明显，突入膀胱或尿道内，压迫膀胱颈部或尿道，引起下尿路梗阻。长期病变可引起肾积水和肾功能损害，还可并发结石、感染、肿瘤等。前列腺分内外两层，内层为尿道周围的黏膜和黏膜下腺体，外层为前列腺体。后者构成前列腺的主体，两层之间有纤维膜隔开。前列腺增生主要发生在内层，在膀胱颈至精阜一段后尿道的腺体间质中，为移行带。良性前列腺增生是老年男性的常见病，由多种病因引起。

（三）诊断

前列腺增生的诊断主要根据患者症状及IPSS评分、直肠指检、B超和尿动力学检查。压力-流率测定是诊断膀胱出口梗阻的"金标准"。

（四）临床症状

前列腺增生多在男性50岁以后出现症状，60岁左右症状更加明显，症状可时轻时重。

尿频是前列腺增生最常见的早期症状，夜间病情发展更为明显，梗阻加重，残余尿量增多，膀胱有效容量减少。

排尿困难则是前列腺增生最重要的症状，病情发展缓慢。典型表现是排尿迟缓、断续、尿流细而无力、射程短、排尿时间延长，如梗阻严重、残余尿量较多时，常需要用力加腹压以帮助排尿，排尿终末常有"尿不尽"感。有时患者可因气候变化、劳累、饮酒、便秘、久坐等因素，使前列腺突然充血、水肿导致尿潴留，不能排尿，膀胱胀满，下腹疼痛难忍，此时需予以急诊导尿才能缓解。

当前列腺增生合并感染或结石时，可出现明显的尿频、尿急、尿痛症状，还可出现血尿。如果合并严重肾积水、肾功能损害，可出现食欲差、恶心、呕吐、贫血、乏力等症状，长期排尿困难导致腹压增高，还可引起腹股沟疝、内痔与脱肛等。

（五）治疗

前列腺增生未引起明显梗阻可不进行干预，予以观察等待，若症状加重则可采用药物治疗，梗阻严重者可行手术治疗。

当前，不少前列腺增生患者轻信广告、迷信药物治疗。其实，吃药只能控制病情、改善症状，不能给已"发福"的前列腺"瘦身"。因此，中重症患者应及早进行微创手术治疗，只有通过手术切除前列腺增生组织才能使尿道通畅。

目前，治疗前列腺增生的药物主要有两类：一类是雄激素受体抑制剂，它能减少雄激素对前列腺的作用，从而抑制、延缓前列腺增生的发展；另一类是α受体抑制剂，它可降低尿道张力，缓解不适症状。但这些都只是治标不治本的方法，适合于轻症患者，要想治本，则只能进行手术。

恐惧手术可能是影响患者科学治疗的主要原因。其实前列腺增生的手术治疗早已无需开刀，现在流行的电切手术和绿激光汽化手术均为经尿道操作的微创手术。

Part 3

全生命周期传染病防治

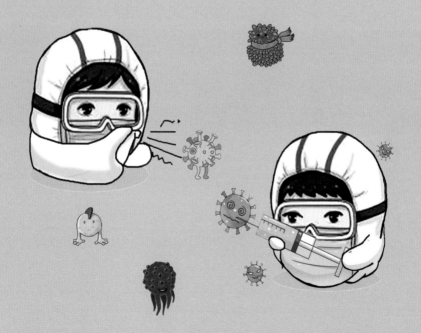

【导读】

1.古往今来，人类不仅与自然界作斗争，还与各种细菌、病毒等微生物、寄生虫所引起的疾病作斗争。其中，与人类传染病的斗争最为残酷。

2.中医学认为，传染病在冬末春初、暑热之节易发，属温病范畴。现代医学对传染病的认识更加深入、细化。传染病可分为呼吸道传染性疾病、消化系统传染性疾病、血液性传染性疾病、接触性传染性疾病。

3.传染病防治有控制传染源、切断传播途径、保护易感人群三条途径。防治以早发现、早隔离、早治疗为基本原则。

第一节　呼吸系统传染病

定义

呼吸系统传染病可引起呼吸系统病变，主要通过空气传播，是生活中常见的传染性疾病之一；主要传染源有病毒、结核杆菌等，传播方式以空气传播为主，兼有接触传播等其他方式；主要表现为发热、咳嗽等呼吸道症状。预防主要有正确佩戴口罩、七步洗手法、接种疫苗、不聚集、居室通风五大措施。

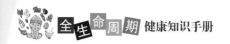

种类

一、麻疹

（一）定义

麻疹是由麻疹病毒引起的急性呼吸道传染病。

（二）主要表现

麻疹有发热、充血性皮疹、流涕、咳嗽、眼结膜充血等症状，可引起肺炎、喉炎、脑炎等并发症，病程多为 7～10 天。典型麻疹有"烧三天、出三天、退三天"的特点，可分为前驱期、出疹期、恢复期三期。前驱期主要表现为上呼吸道炎症和眼结膜炎症，如发热、咳嗽、流涕、流泪、打喷嚏、畏光、眼结膜充血、眼睑浮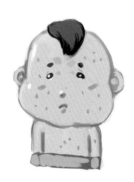
肿，可有头痛、全身乏力、食欲减退、呕吐、腹泻症状。口腔两侧颊黏膜靠第一磨牙处若出现麻疹黏膜斑对早期诊断有重要价值。出疹期为典型皮疹，从耳后发际开始，渐及前额、面、颈、躯干及四肢，最后达手掌及足底，呈淡红色充血性斑丘疹，皮疹间皮肤正常。待皮疹出齐后，病情缓和，病后有持久免疫力。

（三）传染源

麻疹患者是唯一的传染源。患者的口、鼻、咽、眼结膜分泌物，痰、尿、血液中均有麻疹病毒。

（四）传播途径

麻疹病毒主要通过呼吸道飞沫传播，传染性强，主要发生在儿童群体中，易造成流行。

（五）防治

接种麻疹疫苗是保护易感人群、预防麻疹最好的办法，年幼体弱者接触麻疹患者后，可通过注射免疫球蛋白来预防发病。

若不慎患麻疹，应注意卧床休息，保持室内清洁、温暖、通风，保持空气新鲜。患儿的病室每天应开窗通风1~2小时。保持眼、鼻、口腔及皮肤清洁，饮食应注意营养均衡，多吃富含维生素、易消化的食物，鼓励多饮水。

高热、咳嗽、烦躁不安可能会加重病情，此时需要及时到医院治疗。患儿隔离至出疹后5天，有并发症者延长至10天。麻疹流行期间避免易感儿童到公共场所聚集或探亲、访友。

二、流行性腮腺炎

（一）定义

流行性腮腺炎俗称"痄腮"，是由腮腺炎病毒引起的急性呼吸道传染病，好发于春冬季，于儿童和青少年中多见。一般来说，腮腺炎属于自限性疾病，大多预后良好，但若合并心肌炎、重症脑膜脑炎者预后欠佳。

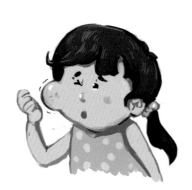

（二）主要表现

腮腺炎主要表现为腮腺非化脓性肿胀、疼痛，发热伴咀嚼受限，严重者可并发脑膜脑炎，成人多并发睾丸炎或卵巢炎。普通人群对本病普遍易感，患病后可获得持久免疫力。

（三）传染源

腮腺炎的传染源为腮腺炎患者及隐性感染者，患者腮腺肿大前7天至肿大后9天，均能从唾液中分离出病毒，因此腮腺炎发病前具有传染性。

（四）传播途径

腮腺炎病毒主要经空气飞沫传播，密切接触亦可传播，因此

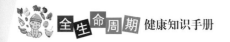

可能在学校群体中发生。

（五）防治

易感人群可注射腮腺炎减毒活疫苗或高价免疫球蛋白。集体机构儿童接触腮腺炎患者后医学观察21天，期间注意室内通风。

被确诊为腮腺炎后，主要进行对症处理，发病早期可用病毒唑、干扰素治疗，有助于缩短病程。中医药治疗以口服清热解毒药剂为主，若出现睾丸疼痛、腹痛等，应及时到医院就诊避免病情加重。

在日常生活中，患腮腺炎后需卧床休息至腮腺肿大直至消退，期间患者进行流质或半流质饮食，避免食用酸性、辛辣食物，保持口腔卫生，餐后用生理盐水漱口。隔离直至患者临床症状完全消失，隔离完成后对被污染的用具进行煮沸消毒或暴晒处理。

三、流行性感冒

（一）定义

流行性感冒简称流感，是由流感病毒引起的急性呼吸道传染病，好发于春冬季节，具有起病急、传播快、易变异等特点。

（二）主要表现

流行性感冒典型者表现为急起高热、头痛、全身肌肉酸痛、疲乏无力等全身中毒症状，而呼吸道感染症状较轻；部分患者可表现为胃肠型流感；肺炎型流感相对较重，可出现高热不退、剧烈咳嗽、血性痰液、呼吸急促等症状，严重者出现呼吸衰竭而危及生命。流感病毒不断变异，感

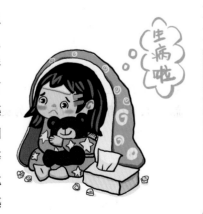

冒小流行常突然发生，迅速蔓延，流行期短，世界性大流行具有一定的周期性。

（三）传染源

流行性感冒的传染源主要是患者和隐性感染者，患者在潜伏期末，即有病毒随鼻涕及痰液排出，发病初期2~3天传染性最强，传染期为5~7天，病后患者有一定的免疫力。

（四）传播途径

流行性感冒病毒主要经空气飞沫传播，人群对流感病毒普遍易感。

（五）预防

一般人群要注意养成良好的个人卫生习惯，增强体质和免疫力，勤洗手，保持环境清洁和通风，尽量减少到人群密集场所活动，避免接触呼吸道感染患者，保持良好的呼吸道卫生习惯，咳嗽或打喷嚏时用上臂或纸巾、毛巾遮住口鼻，咳嗽或打喷嚏后用肥皂水洗手。

建议60岁及以上的老年人、6月龄至5岁儿童、孕妇、6月龄以下儿童家庭成员和看护人员、慢性病患者和医务人员等人群每年接种流感疫苗。

（六）治疗

一般使用解热镇痛剂与防治继发细菌性感染的药物进行对症治疗，肺炎型流感应及时采取控制呼吸与循环衰竭的治疗。在发病48小时内进行抗病毒治疗可减少并发症、降低病死率、缩短住院时间，常用的抗病毒药物为奥司他韦（1岁及1岁以上儿童应根据体重给药）。

四、新型冠状病毒肺炎

（一）定义

新型冠状病毒肺炎简称新冠肺炎，是由新型冠状病毒（简称

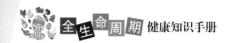

新冠病毒）引起的急性呼吸道传染病，好发于春冬季节，具有起病急、传播快、易变异等特点。新冠病毒在流行过程中，其基因组不断发生变异。

（二）主要表现

新冠肺炎典型者以急起高热、头痛、全身肌肉酸痛、疲乏无力等全身中毒症状为主要表现，而呼吸道感染症状较轻，部分患者可表现为胃肠型流感。肺炎型患者相对较重，可出现高热不退、全身衰竭、剧烈咳嗽、血性痰液、呼吸急促等症状，严重者出现呼吸衰竭。无症状感染者若后续出现相关症状或体征需在24小时内订正为确诊病例。

确诊病例条件：新冠病毒核酸检测呈阳性；未接种新冠疫苗者，新冠病毒特异性IgM抗体和IgG抗体均为阳性。

（三）传染源

新冠肺炎的传染源主要是相关患者和隐性感染者，患者在潜伏期末即有病毒随鼻涕及痰液排出，发病初期2～3天传染性最强，传染期一般为5～7天。

（四）传播途径

新冠病毒主要经空气飞沫传播，也可通过接触传播，人群对病毒普遍易感。新冠病毒传染性极强，变异较快。

（五）预防

常规预防同"流行性感冒的预防"，其中接种新冠疫苗是预防新冠肺炎重症最有效的途径。同时，注意个人卫生和家庭卫生、勤洗手，出门戴好口罩也是较好的预防措施。

（六）治疗

一般对症治疗、抗病毒治疗同"流行性感冒的治疗"。新冠肺炎一旦被确诊，应第一时间隔离、治疗，适时辅以中医辨证治疗。

五、肺结核

（一）定义

肺结核是由结核杆菌引起的急性呼吸道传染病，好发于春冬季节，具有起病急、传播快等特点。

（二）主要表现

肺结核典型者表现为咳嗽、盗汗（夜间入睡出汗）、潮热（每天下午定时发热）、消瘦、全身肌肉酸痛、疲乏无力等全身中毒症状。

（三）传染源

肺结核的传染源主要是肺结核患者和隐性感染者。

（四）传播途径

肺结核杆菌主要经空气飞沫传播。

（五）预防

一般预防同"流行性感冒的预防"。

（六）治疗

肺结核的对症治疗以抗结核治疗与防治继发细菌性感染为主。

六、水痘

（一）定义

水痘是由水痘-带状疱疹病毒感染引起的急性传染病。一般来说，病变皮肤黏膜组织、疱液及血液中有病毒，传染性很强，人群普遍易感，病后免疫力持久。

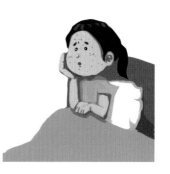

（二）主要表现

感染水痘后，患者分批出现皮肤黏膜的斑、丘、疱疹及结痂，典型表现有发热、头痛、乏力、咽痛、食欲减退、咳嗽等。水痘起病后1~2天内可出现皮疹，先

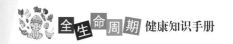

于躯干和头部，延及面部及四肢。初为红斑疹、丘疹、疱疹，溃破后可结痂，俗称"四世同堂"。水痘为自限性疾病，一般预后较好。

（三）传染源

急性期的水痘患儿为传染源。

（四）传播途径

水痘-带状疱疹病毒主要经空气飞沫和直接接触疱液传播，也可通过接触被污染的用具传播。

（五）治疗及预防

水痘患者应隔离至疱疹全部结痂或出疹后7天，避免与急性期患者接触，患者呼吸道分泌物、污染物应消毒，易感者可以接种水痘疫苗。

急性期水痘患者应卧床休息，补充足够的水分和营养，加强皮肤护理，避免抓伤继发感染。皮肤瘙痒者可用炉甘石洗剂，疱疹破裂后可涂龙胆紫、红霉素软膏等。进行抗病毒药物治疗可选用阿昔洛韦、α-干扰素。

第二节　消化系统传染病

定义

消化系统传染病是指患者或者隐性感染者的消化道中含有大量的病原体，随着粪便排出体外，经过生活接触污染了手、水、食物、食具等，易感者在进食时，病原体可通过消化道进入体内，造成感染。消化系统传染病是以腹泻、呕吐为主要症状的传染性疾病。

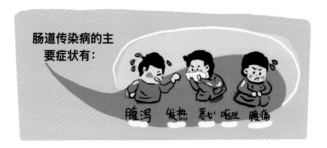

种类

常见的消化系统传染病有霍乱、伤寒、细菌性痢疾、病毒性肝炎、感染性腹泻病以及各种肠道寄生虫病等。

传播途径

患者或携带者上厕所后不洗手污染餐具或饮具，其他人接触后可能会被传染；病毒随粪便排出后，污染食物和水源，如农村直接将排泄物当做肥料或直接将排泄物排入河道等，进食、饮用这类被污染的蔬菜、水源有可能被感染；苍蝇、蟑螂、老鼠等接触了患者或疾病携带者的排泄物又接触食物或饮用水，其他人进食后可能会被感染。

预防与治疗

一、预防

1.注意手卫生。手卫生是阻断消化系统传染病传播最重要的措施。在户外不要到处乱摸，少接触公共场所的公共物品；

从公共场所返回后、饭前便后，用洗手液或肥皂水洗手或使用含酒精成分的免洗液；避免用手接触口、鼻、眼。

2. 注意食品卫生。食物、饮水要充分加热，不吃生的食物，不饮生水；餐具要消毒，器具使用生熟要分开并及时清洗；瓜果蔬菜食用前，应清洗干净。

3. 不要与他人共用餐具、水杯、牙刷等。外出穿的鞋尽量与居室隔离，回来后喷洒酒精消毒。

4. 加强卫生间的清洁卫生。用完厕所后及时冲水，冲水时盖上马桶盖。马桶、坐便器等可用消毒液消毒，定时清洁洗脸台、卫生间门把手等高频接触的地方，卫生间要注意通风，不能自然通风就用排气扇通风。

5. 其他方面。除了个人卫生和家庭卫生，社区、小区、乡村要搞好灭蛆、灭蝇、灭蟑螂、灭鼠工作，避免疾病传播。农村地区，除了上述预防措施外，使用旱厕的地方，需要定期进行消毒，避免粪便污染附近水源或者蔬菜；加强水源管理，避免直接使用井水。

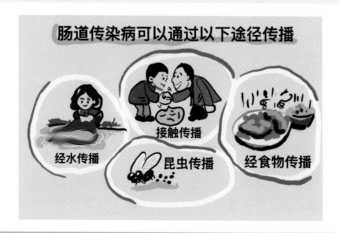

肠道传染病可以通过以下途径传播

经水传播　接触传播　昆虫传播　经食物传播

二、治疗

消化系统传染病的治疗以止吐、防电解质紊乱、防脱水等针对性治疗为主。(参照"胃肠炎药物治疗"的方法)

第三节　血液及性传播疾病

定义

乙肝病毒、丙肝病毒、艾滋病病毒等通过输血，使用血制品或被血液、体液污染的医疗器械，不洁且混乱的性生活传播感染。

传染源

血液传染病的传染源主要是急、慢性病毒感染者和病毒携带者，慢性感染者和病毒携带者作为传染源的意义最大，其传染性与病毒含量相关。

传播途径

乙肝、丙肝、艾滋病等疾病的传播途径主要有母婴传播、血液传播、密切接触传播。母婴传播包括胎盘供血、分娩、哺乳等方式传播，其中又以分娩过程感染最常见。输入感染了病毒的血液、血制品，共用剃刀、针刺、器官移植、使用染有病毒的注射器材及医疗器具等可造成血液、体液疾病传播。此外，密切接触、性传播也是重要的传播途径。临床发现，经注射吸毒被感染的丙肝、艾滋病患者占比越来越高。

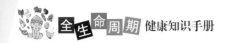

常见疾病

一、乙（丙）肝

（一）定义

乙（丙）肝是相关病毒通过血液、体液等胃肠外途径传播的血源性传染性肝炎，可表现为急性肝炎、慢性肝炎，肝炎又可发展为肝硬化和肝细胞癌。

（二）主要表现

乙（丙）肝主要表现为乏力、食欲减退、厌油腻、恶心、腹胀、肝脾大及肝功能异常，部分病例可出现黄疸，重症病例可出现肝衰竭。

（三）治疗

乙（丙）肝主要进行抗病毒、护肝等综合疗法。一旦被确诊为乙（丙）肝，应在医生的指导下用药。

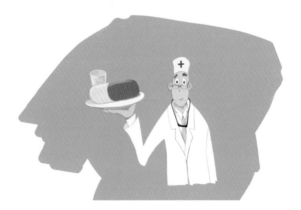

（四）预防

乙肝预防可通过接种疫苗来预防，丙肝没有确切有效的疫苗用于预防接种。在日常生活中，应严禁吸毒，消除毒患，远离毒品；注意性生理卫生，禁止性乱交，高危人群用安全套；加强血液、血制品管理，严禁病毒感染者捐献血液、血浆、器官、组织和精液等；推广使用一次性医用器材等措施尤为重要。

二、艾滋病

（一）定义

艾滋病（AIDS）是获得性免疫缺陷综合征的简称，是由人类免疫缺陷病毒引起的慢性传染病。

（二）临床表现

艾滋病病毒主要侵犯、破坏CD4+T淋巴细胞，导致机体获得性免疫功能受损乃至缺陷，最终并发各种严重机会性感染及恶性肿瘤。

（三）预防

目前，尚无有效的疫苗用于预防艾滋病。艾滋病的预防主要靠日常防范，具体注意事项同"乙（丙）肝的预防"。

Part 4

全生命周期
肿瘤防治

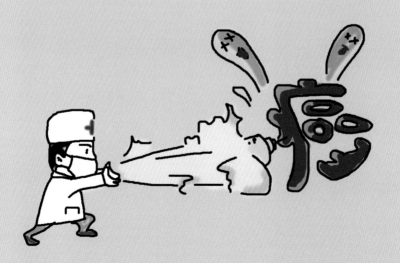

【导读】

　　在各种致瘤因子的作用下，由机体局部组织细胞增生形成的新生物被称为肿瘤，因为这种新生物多呈占位性块状突起，故也被称为赘生物。中医认为，肿瘤由痰、瘀阻、正气不足等造成。

　　肿瘤不受机体生理调节正常生长，而是破坏正常组织与器官。根据生物学行为，肿瘤可被分为良性肿瘤、恶性肿瘤（癌症）及交界性肿瘤。有明确肿块形成的为实体瘤，而没有明确肿块的为非实体瘤，非实体瘤大多为血液系统恶性肿瘤。肿瘤的治疗手段主要有手术治疗、化疗、放疗，具体治疗方案应结合肿瘤性质、分期及患者全身状态来制定。

　　世界卫生组织认为40%以上的癌症是可以预防的。肿瘤预防是指通过降低肿瘤的发病率来降低肿瘤的死亡率，具体包括：①远离各种致癌风险因素，预防相关感染因素；②改变不良生活方式，适当运动，保持愉快心情；③极高危人群或者癌前病变患者可采用一定的医疗干预手段来降低肿瘤的发病风险。肿瘤预防应该贯穿于日常生活中并长期坚持。

表7　良性肿瘤与恶性肿瘤的区别

区别	良性肿瘤	恶性肿瘤
组织分化程度	分化好，异型性小，与原有组织的形态相似	分化不好，异型性大，与原有组织的形态差别大
核分裂像	无或稀少，不见病理性核分裂像	多见，并可见病理性核分裂像

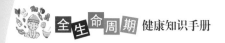

续表

区别	良性肿瘤	恶性肿瘤
生长速度	缓慢	较快
生长方式	膨胀性或外性生长，前者常有包膜形成，与周围组织一般分界清楚，故通常可被推动	浸润性或外性生长，前者无包膜，一般与周围组织分界不清楚，通常不能被推动，后者伴有浸润性生长
继发改变	很少发生坏死、出血	常发生出血、坏死、溃疡形成等
转移	不转移	常有转移
复发	手术切除后很少复发	手术切除等治疗后较多复发
对机体的影响	较小，主要为局部压迫或阻塞。若发生在重要器官也可引起严重后果	较大，除压迫、阻塞外，还可以被破坏

第一节 胸膜及呼吸系统肿瘤

一、肺癌

（一）定义

肺癌又被称为原发性支气管肺癌，是起源于呼吸道上皮细胞的恶性肿瘤，是最常见的肺部原发恶性肿瘤。根据病理类型的不同，肺癌可分为小细胞肺癌和非小细胞肺癌，其发生可能与吸烟、职业致癌物质、大气污染、辐射、饮食、遗传、感染等有关，其中吸烟与肺癌的发生关系最为密切。

（二）临床表现

当未侵犯气道、胸膜时，肺癌可能无临床症状，因此早期肺癌临床症状并无提示意义，仍需通过体检发现。当病变生长到一定程度，或者侵犯一些组织结构时，则会引起相应的症状。

咳嗽是中央型肺癌，尤其是鳞癌或者小细胞肺癌的首发症状，多为无痰或少痰干咳，痰中带血及咯血，大血管破裂可引起大量咯血，但临床中相对少见。肺癌患者呼吸困难、喘鸣、气短、胸痛与肿瘤侵犯壁层胸膜有关，部分与转移相关。同时，肺癌患者还有发热、消瘦、声音嘶哑、吞咽困难等症状。

（三）治疗

1. 手术治疗。若患者是非小细胞肺癌，Ⅰ期、Ⅱ期首选外科手术治疗，ⅢA期的T3N1和T1-3N2则通过多学科联合会诊后决定治疗方案；若患者是小细胞肺癌，由于90%已经出现转移，所以首选放化疗，其中T1-2N0期患者可考虑手术切除和淋巴结清扫，但术后也需要化疗。

2. 药物治疗。驱动基因阳性晚期非小细胞肺癌，首选分子靶向治疗；驱动基因阴性，可根据PD1/PD-L1的表达情况，选择单纯免疫治疗、化疗联合免疫治疗、化疗联合免疫联合VEGFR治疗，但需要根据患者的PS评分及病理类型来选择合适的治疗方案；小细胞晚期肺癌，可选择同步放化疗或者序贯放化疗。

3. 放疗。肺癌的放疗可分为根治性放疗、姑息性放疗、辅助放疗、新辅助放疗、预防性放疗等。非小细胞肺癌，主要适用于：局部晚期，需要与化疗结合进行；因身体原因不能耐受手术；患者术前术后辅助治疗；局部复发或者转移治疗；晚期不可治愈的姑息治疗。放疗适用于局限期小细胞肺癌，经全身化疗后，患者可以达到完全缓解，但胸内复发或者脑转移风险大；广泛期小细胞肺癌患者，放化疗后可延长生存期。

4. 介入治疗。介入治疗包括支气管动脉介入、经气管镜介入。

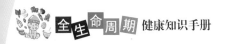

5.中医治疗。中医治疗以扶正、化痰、化瘀、除湿为主。

（四）预防

1.戒烟。目前认为吸烟是导致肺癌的主要原因，尤其是在鳞癌、小细胞肺癌的发病中，吸烟患者比例明显升高，因此戒烟是预防肺癌的主要方法之一。

2.职业保护。密切接触与肺癌发病相关危险因素的工作，需做好职业防护及劳动保护。

3.药物预防。1976年由Sporn提出，利用合成的或者天然物质防治DNA损伤，可以减少肺癌的发生，目前认为可能有效的药物有维生素A、β－胡萝卜素、N－乙酰半胱氨酸、微量元素硒等，但它们的具体药效仍在研究中，目前暂不提倡使用以上药物，可在日常饮食中多补充富含胡萝卜素的食物。

4.保持愉悦心情、加强体育锻炼。

5.定期体检。到目前为止，决定肺癌预后好坏的仍然是分期，因此早发现、早治疗至关重要，所以建议40岁以上者每年至少进行一次低剂量胸部CT检查及健康体检。

第二节　消化系统肿瘤

一、胃癌

（一）定义

胃癌是我国最常见的恶性肿瘤之一。《2010中国卫生统计年鉴》显示，胃癌死亡率占我国恶性肿瘤死亡率的第3位。胃癌的发生是多因素长期作用的结果。环境因素在胃癌的发生中居支配地位，而宿主因素则居从属地位。有研究显示，幽门螺杆菌感染、饮食、吸烟及宿主的遗传易感性是影响胃癌发生的重要因素。

（二）临床表现

胃癌缺少特异性临床症状，早期胃癌患者常无自觉症状。常见的临床症状有上腹部不适或疼痛、食欲减退、消瘦、乏力、恶心、呕吐、呕血或黑便、腹泻、便秘、发热等。

（三）治疗

胃癌治疗应当采取综合治疗原则，即根据肿瘤病理学类型及临床分期，结合患者的一般状况和器官功能状态，采取多学科综合治疗模式，有计划、合理地应用手术治疗、化疗、放疗和生物靶向治疗等手段，达到根治或尽可能地控制肿瘤，延长患者生存期，改善患者生活质量的目的。

（四）预防

建立健康的饮食习惯和饮食结构，不暴饮暴食；根除幽门螺杆菌感染；减少食用生冷、辛辣、过热、过硬的食物及熏制、腌制等高盐食物；戒烟；少喝或不喝烈性酒；放松心情，合理减压。

二、食管癌

（一）定义

食管癌是世界，也是我国最常见的恶性肿瘤之一。我国是世界食管癌发病率和死亡率最高的国家。吸烟和重度饮酒是引起食管癌的重要因素。在我国，食管癌高发区的主要致癌因素是致癌性亚硝胺及其前体物，还有某些霉菌及其毒素。

（二）临床表现

吞咽食物时有哽噎感、异物感、胸骨后疼痛一般是早期食管癌的症状，而出现明显的吞咽困难一般提示食管病变为进展期。

（三）治疗

食管癌应采取综合治疗的原则，即根据患者的机体状况，肿

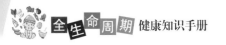

瘤的病理类型、侵犯范围（病期）和发展趋向，有计划地、合理地应用现有的治疗手段，以期最大幅度地根治、控制肿瘤，提高患者的治愈率，改善患者的生活质量。食管癌的主要治疗手段有手术治疗、放疗、化疗、生物靶向治疗和免疫治疗。

（四）预防

戒烟限酒；合理饮食，多吃新鲜水果蔬菜；加强锻炼，保持健康体重；不吃烫食，不饮用烫水。

三、胰腺癌

（一）定义

胰腺癌是一种主要起源于胰腺导管上皮及腺泡细胞的恶性肿瘤，其恶性程度极高，起病隐匿，早期诊断困难，病情进展迅速，生存时间短，是预后最差的恶性肿瘤之一，被称为"癌中之王"。胰腺癌的发病率和死亡率都高居世界和我国恶性肿瘤的前十位，发病年龄以40～65岁多见，且男性高于女性。

（二）临床表现

胰腺癌起病隐匿，初发病时没有特殊症状，一旦出现黄疸、消瘦等明显症状时，表明已经进入晚期。首发症状往往取决于肿瘤的部位和范围，如胰头恶性肿瘤早期便可出现梗阻性黄疸；而早期胰体尾部肿瘤一般无黄疸，患者可在很短时间内迅速发生病情恶化、死亡。

（三）治疗

多学科综合诊治是治疗胰腺癌的基础。通过多学科讨论和协作，为患者制定个体化综合治疗方案。治疗胰腺癌的主要手段包括手术治疗、放疗、化疗、介入治疗和支持治疗。

（四）预防

保持良好的精神状态；拥有乐观的生活态度；养成良好的生活习惯；饮食均衡；戒烟限酒。若40岁以上、短期内出现持续性上腹痛、腹胀、黄疸、食欲减退、消瘦等表现时，应尽早就诊，进行胰腺疾病筛查。胰腺癌术后患者应遵医嘱复查，以尽早发现病情发展情况。高危人群应定期体检，一旦出现黄疸、腹痛、消瘦等症状尽早就诊。高危人群包括：长期大量吸烟者；肥胖，BMI>35kg/m^2；患慢性胰腺炎，特别是家族性胰腺炎患者病史超过10年的患者；家族中有多位直系亲属在50岁以前患胰腺癌；有遗传性疾病Peutz-Jeghers综合征（家族性黏膜皮肤色素沉着胃肠道息肉病）、Lynch综合征（遗传性非息肉病性结直肠癌）、家族性腺瘤息肉病等患者；携带BRCA1、BRCA2、CDKN2A、TP53、MLH1和ATM等基因突变的个体。

四、肝癌

（一）定义

肝癌可分为原发性肝癌和继发性肝癌两大类，其中原发性肝癌是指肝细胞或肝内胆管上皮细胞发生恶性肿瘤；继发性肝癌又称转移性肝癌，指身体其他器官起源的恶性肿瘤扩散或转移至肝脏。

（二）临床表现

肝癌早期通常没有症状或者症状不典型，当患者感受到明显不适，也就是临床症状非常明显的时候，病情大多已进入中晚期。

肝癌早期可能会有食欲减退、腹胀、恶心、呕吐、腹泻等缺乏特异性的消化道症状；典型症状有肝区疼痛、消化道症状、发热，体格检查有肝大、黄疸、腹水等。

（三）治疗

肝癌对化疗和放疗不敏感，常用的治疗方法有一般治疗（抗病毒治疗、保肝治疗、对症支持治疗）、手术切除、肝移植、血管介入、射频消融术、中医治疗等。早期采用以手术切除为主的综合治疗，是提高肝癌长期治疗效果的关键。

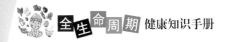

（四）预防

接种乙肝疫苗，预防慢性乙肝；慢性乙肝和慢性丙肝患者应接受规范的抗病毒治疗；避免吃发霉的食物，减少黄曲霉毒素暴露；避免饮用含微囊藻毒素的水；戒烟限酒，保持健康体重，预防糖尿病，如果已患糖尿病，加强血糖控制；肝癌高危人群应进行定期筛查，其中血清甲胎蛋白（AFP）和肝脏超声检查是早期筛查的主要手段，建议高危人群至少每隔6个月进行一次检查。

五、结直肠癌

（一）背景

我国结直肠癌的发病率逐年增高，已跃居恶性肿瘤的第2～5位，并仍呈逐步上升的趋势，尤以结肠癌的发病率上升最为显著。一般认为，高动物蛋白、高脂肪、高能量和低纤维饮食是结直肠癌高发的因素。胡萝卜素、维生素 B_2、维生素 C、维生素 E 均能降低结直肠癌的发生率，维生素 D、钙、葱和蒜则对结直肠具有保护作用。油炸食品和腌制食品中可能含有结肠致癌剂，一些微量元素缺乏亦与结直肠癌的发生有关。

（二）临床表现

早期结直肠癌可无明显症状，只有当病情发展到一定程度时才会出现排便习惯改变、血便、腹痛或腹部不适、腹部肿块、肠梗阻、贫血及消瘦、乏力、低热全身症状。

（三）治疗

结直肠癌的治疗需要肿瘤外科、肿瘤内科、放射科、病理科、影像科、介入科等多学科共同参与，治疗方法包括手术治疗、放疗、化疗、生物靶向治疗和免疫治疗。

（四）预防

运动可有效减少肿瘤的发生，坚持体育锻炼，避免肥胖；均衡膳食，增加粗纤维、维生素的摄入，避免高脂、高蛋白饮食；

老年人可尝试服用低剂量阿司匹林，可降低心脑血管疾病和结直肠癌发生的风险，具体使用须咨询医生；戒烟，避免消化道长期受毒性和炎性刺激；定期进行肠镜检查。

第三节 血液及淋巴系统肿瘤

一、白血病

（一）定义

白血病是造血祖细胞突变导致血细胞增殖失控、分化障碍、凋亡受阻的恶性克隆性疾病。由于异常发育分化的血细胞在骨髓及全身其他器官大量积聚，使正常的造血功能受到严重抑制，导致重要脏器功能发生进行性衰竭而危及生命。

（二）诊断

白血病的诊断主要依据形态学（M）、免疫学（I）和细胞遗传学（C）以及分子生物学（M）方法（即 MICM 方法）。白血病可分为急性白血病和慢性白血病两大类。

（三）临床表现

儿童及青少年急性白血病多起病急骤。常见的首发症状包括发热、进行性贫血、显著的出血倾向或骨关节疼痛等。起病缓慢者以年老及部分青年患者居多，病情逐渐进展。此外，少数患者以抽搐、失明、牙痛、牙龈肿胀、心包积液、双下肢截瘫等为首发症状。慢性白血病起病缓慢，早期常无自觉症状，多因健康检查或因其他疾病就医时发现血象异常或脾肿大而确诊。随着病情的发展，患者可出现乏力、低热、多汗或盗汗、贫血及出血症状。

（四）预防

避免在含苯及相关化学物、化学制品的环境中暴露；避免或

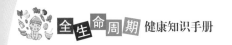

减少X射线、γ射线等电离辐射；戒烟；定期体检。

（五）治疗

目前，药物治疗是治疗白血病的主要方法。急性白血病患者应根据MICM方法得出的诊断结果选择合适的药物进行治疗；还应根据预后因素来评估结果从而制定整体治疗策略；化疗过程中的对症与支持治疗对化疗的顺利进行起着重要作用。分子靶向药物是治疗慢性粒细胞白血病最有效的药物。

第四节　内分泌系统肿瘤

一、甲状腺癌

（一）定义

甲状腺癌是一种起源于甲状腺滤泡上皮或滤泡旁上皮细胞的恶性肿瘤，也是头颈部最为常见的恶性肿瘤。近年来，全球范围内甲状腺癌的发病率增长迅速，我国甲状腺癌以每年20%的速度持续增长。女性发病率明显高于男性。

（二）临床表现

多数甲状腺癌患者早期没有明显的临床症状，常以无痛性颈部肿块或结节就诊。随着肿瘤的增大，可能压迫或侵犯邻近器官组织，导致患者出现呼吸困难、吞咽困难、颈静脉怒张、声音嘶哑、面容潮红、心动过速等表现，部分患者可出现颈淋巴结转移至远处脏器，主要转移至肺、肝和骨骼。

（三）治疗

甲状腺癌的治疗方案需根据疾病的分型、分期以及患者的自身情况进行个性化制定。大多以外科治疗为主，辅以术后内分泌治疗、放射性核素治疗，在某些情况下需辅以放疗、靶向治疗。

（四）预防

甲状腺癌的确切病因目前尚不确定，因此本病无确切的预防方案，但可通过定期体检、筛查及早发现甲状腺癌的发生，以提高治愈率和生存率。此外，还应避免放射线暴露，合理控制摄入碘量，健康饮食，适当锻炼，以减少甲状腺癌的发生。

第五节 妇科肿瘤

一、乳腺癌

（一）定义

乳腺癌是女性常见的恶性肿瘤之一，发病率位居女性恶性肿瘤首位，严重危害女性身心健康。目前，乳腺癌通过综合治疗手段，已成为疗效最佳的实体肿瘤之一。

（二）临床表现

早期乳腺癌不具备典型症状和体征，不易引起患者重视，常通过体检或乳腺癌筛查被发现。中晚期乳腺癌可出现乳腺肿块、乳头溢液，皮肤"橘皮样改变"，乳头回缩或抬高，腋窝淋巴结肿大等。

（三）预防

养成健康的生活方式，远离烟酒，合理膳食，控制体重，坚持锻炼；适时生育，母乳喂养；参加乳腺筛查，定期体检。

（四）治疗

乳腺癌应采用综合治疗手段。根据肿瘤的生物学特征和患者的身体状况，联合运用多种治疗手段，兼顾局部治疗和全身治疗，以期提高疗效和改善患者的生活质量。局部治疗包括早期手术治疗和放射治疗等，全身治疗包括化学治疗、分子靶向治疗和

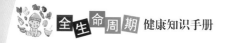

免疫治疗等。

二、宫颈癌

（一）定义

宫颈癌是发生于宫颈上皮的恶性肿瘤，位于全球女性恶性肿瘤发病率的第2位。35～39岁、60～64岁是宫颈癌发病的两个高峰期，但近年来年轻女性宫颈癌发病率上升较快。宫颈癌的发生与人乳头瘤病毒（HPV）感染、过早性生活、多个性伙伴、多次生产、性伴侣的性行为混乱、吸烟、营养不良等因素有关。

（二）临床表现

阴道不规则出血是宫颈癌患者的主要症状，尤其是绝经后的阴道出血更应引起注意。阴道分泌物增多，多发生在阴道出血以前。最初，阴道分泌物没有任何气味，随着癌瘤的生长，继发感染、坏死使分泌物增多，如淘米水样或混杂血液，并带有恶臭味。晚期患者可出现下腹不适、小腹疼痛、腰痛及发热等症状。

（三）预防

接种HPV疫苗；戒烟；进行安全、健康的性行为；及时治疗生殖道感染性疾病；增强体质。

（四）治疗

宫颈癌的治疗手段包括手术、放疗、化疗和多种方式联合的综合治疗。总体治疗原则：早期宫颈癌患者（I-IIA）的单纯根治性手术与单纯根治性放疗治疗效果相当，5年生存率、死亡率、并发症概率相似。各期宫颈癌均可选择放疗，对于IIB以上中晚期宫颈癌患者的治疗应选择以顺铂为基础的同步放化疗，治疗方式应根据患者年龄、病理类型、分期进行综合考虑。

Part 5

全生命周期
中医养生
保健常识

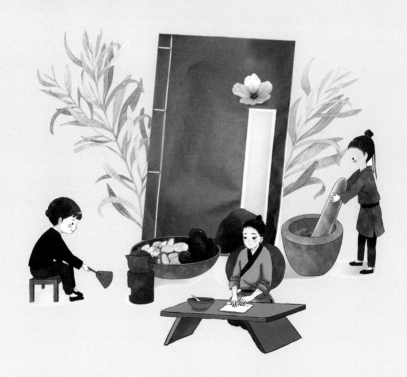

【导读】

《黄帝内经·素问·上古天真论》有"形体不敝，精神不散，亦可以百数"。这句话是说，通过养形与养心，形神兼养，形健神旺，可以实现健康长寿。养形主要是通过适度锻炼、劳作，强化机体功能；养心是通过学习文化知识、琴棋书画，提升涵养，磨炼性格。通过养形、养心，可实现"恬淡虚无，真气从之，精神内守，病妄从来"的目标。

第一节　中医的三种健康状态

一、中医关于健康状态的理论基础

中医对人体、健康和疾病的认识，是中华民族五千年来通过与疾病斗争所总结出的经验，主要理论源于《黄帝内经》《难经》等经典著作，是中国传统医学认识自然、认识生命现象、解决医疗实践问题所特有的思维方式；是古人对生命、健康与疾病认知的概括性总结。中医对健康状态的认知，同样依赖于"取象运数、形神一体、气为一元"。

二、中医对健康状态的分类

中医将健康状态分为三类：未病状态、欲病状态和已病状态。"阴阳平和"是未病状态，人处于此状态时脏腑、经络、气血等功能正常，如"阴平阳秘"的平和体质。"阴阳失和"为已病状态，而介于"阴阳平和"与"阴阳失和"之间则呈现出一种欲病状态。

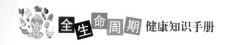

三、健康状态的构成要素

中医认为，健康状态的内涵包含体质的健康状态、神的健康状态、脏腑调和的健康状态、经络和畅的健康状态、气血调和的健康状态，从以上五个方面对健康状态进行研究，将为建立多层次、多维度的中医健康辨识方法和评估方法打下基础。

体质的健康状态

以体质为研究对象，通过观察不同人体的体质情况，可了解个体的健康状态。中医体质学认为，体质现象是人体生命活动中的一种重要表现形式。体质健康的人在中医学上被称为"平人"，其体质即为"平和质"。"平人"是中医对阴阳协调、处于健康状态的人的高度概括。

神的健康状态

由于神的状态能反映出人体的整体生命现象，所以通过研究神的健康状态能了解整体的健康状况。中医学认为，人体是形神统一体，人体的正常生命活动是形与神协调统一的结果，而神的健康状态是神的守持于内，淡定从容。人体的神分为生理之神和心理之神。神的健康状态，在生理上可表现为两目灵活、明亮有神、面色荣润、含蓄不露、肌肉不削、反应灵敏等；在心理上则可表现为神志清晰、表情自然、心情愉悦等。

脏腑调和的健康状态

根据中医学的脏腑学说，五脏六腑的功能状况与外在的征象相互呼应。五脏坚固，则血脉、肌肉、皮肤等表现出"血脉和调""肌肉解利""皮肤致密"等。同样，躯体的外在表现也反映了脏腑的健康状态，可以通过观察人体外部征象来研究内在脏腑的活动规律及其相互关系。

经络和畅的健康状态

经络是运行气血，联系脏腑、体表及全身各部的通道，是人体功能的调控系统。经络可反映健康的状态与态势。经络中气血充盛，则体质强壮；气血不足，则体质虚弱多病。

气血调和的健康状态

气血调和的健康状态，是气机升降出入有序，气血运行调和。不同年龄的人，气血盛衰有所差别，表现出的状况也各有不同。青壮年气血充盛，表现为白天精神佳，夜晚睡眠安好；气血相对衰弱的老年人则表现为白天精神不佳，夜晚睡眠较差。

需要指出的是，以上五个方面相互联系、不可分割，同时需结合生理特征、心理特征、患病倾向、对外界的适应能力等进行分析。体质的健康既包括"形"的健康，又包括"神"的健康。

第二节 中医"治未病"

传统医学在临床实践和生活实践中，不断与中华文化融合，特别是与道家、佛家、儒家文化融合后形成较为系统的健康养生理论体系，主张通过慎起居、顺四时、戒过劳、防过逸、调饮食、和五味、调七情、省言语、习吐纳等一系列措施来调养元气、祛病延年。

一、五运六气学说

古人将大自然归纳为"五运"（金、木、水、火、土五行的运动）和"六气"（指风、寒、暑、湿、燥、火六种气候的变化）。五运六气是阴阳五行的运行变化与自然气候变化相结合的一种学说，是阴阳五行学说的拓展和延伸，是人们深入认识自然和生命规律后的总结，更进一步表达了人与天地万物的统一性。将五运六气应用到养生和诊疗，其理论核心是"'顺天察运，因变以求气'，'顺四时，适气候'方可百病不生"，如逆向而行，则百病生。例如气候和生命的周期现象，人在不同气候模式中易患常见病多发病的情况，人的气化规律、病机的问题，俗语"冬吃萝卜，夏吃姜"等都是五运六气学说在临床和生活中的应用。

二、药食同源学说

合理饮食可以调养精气，纠正脏腑阴阳之偏，防治疾病，延年益寿。中医养生理论认为，饮食要以"五谷为养，五果为助，五畜为益，五菜为充"，还要重视五味调和，否则，会因营养失衡、体质偏颇、五脏六腑功能失调而致病。历代名医张仲景、孙思邈、李时珍对食疗、药食同源论述颇丰，提出"五脏所宜食法"（肝病宜食甘、粳米、牛肉；心病宜食酸、小豆、狗肉；肺病宜食苦、小麦、羊肉、杏仁；脾病宜食咸、猪肉；肾病宜食辛、黄黍、鸡肉），"五脏病五味对治法"等理论。在现实生活中，如荷叶稀粥、绿豆汤避暑热，就是药食同源理论在生活中的具体应用。

三、运者养生学说

中医认为，"人欲劳于形，百病不能成"。古人在医疗及生活实践中通过摸索形成了按摩、气功、太极拳、八卦掌、五禽戏等动形方式，以强身健体。但是，人若过度劳累，则容易引起"劳伤"（也称"五劳所伤"），即久视伤血、久卧伤气、久坐伤肉、久立伤骨、久行伤筋。

四、养性学说

嵇康是养性学说的大力倡导者，其著《养生论》提出养生有五难，"名利为一难；喜怒不常为二难；声色不出为三难；滋味不绝为四难；神志清散为五难。五者必存，虽心希难老"。孙思邈等提出"内视法以自省"，认识自我，正确评价自我，找准人生定位，处理好名与利的关系等；"修心法以慎言"，与人为和，又称入世法，实际上是倡导大家处理好社会人际关系。

五、"治未病"学说

"治未病"学说的核心理论首先是未病先防，也就是说在没有患病的时候要积极预防疾病，主张"饮食有节、起居有常、不妄作劳"和"精神内守、病妄从来"的养生之道；其次主张"顺应四时四季、天人合一"，积极消除致病因素，避免或减少其对人体的侵害；再次主张早治，在发病之初就应积极治疗，防止疾病加重；最后在病愈或病情稳定后要谨防复发，时刻掌握"主动权"，一般患者初愈后大多虚弱，这就要求在康复治疗中，要做到除邪务尽，达到邪尽病愈、病不复发的目的。

"治未病"的主要方法包括食疗、膏方、针灸、推拿、拔罐、穴位敷贴、隔姜灸法、内服中药，打五禽戏、八段锦气功、太极拳等。

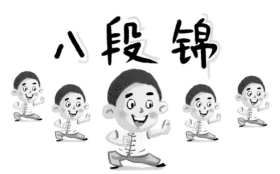

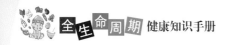

第三节　中医养生保健注意事项

一、中医养生的误区

误区一：养生就是补

在日常生活中，很多人选择各种各样的名贵中药来进补，比如鹿茸、虫草、西洋参、高丽参等，或泡水，或泡酒。这些中药的确很名贵，也的确是补药，但是人们却忽略了身体真正的需求。大部分健康人是不需要补的，这就如同充满气的轮胎，如果继续充气，后果不堪设想。

很多人认为自己的身体处于亚健康状态。诚然，由于当前社会和家庭等各方面压力的增加，综合环境污染、食物添加剂等各种因素，很多人出现诸如乏力、汗出、失眠多梦等症状。选择中医药调理身体的亚健康状态是很正确的，但是，很多人认为乏力就是气虚，汗出就是阴虚或者气虚，失眠多梦就是气虚或者血虚等，于是自己随意选择中药进补，反而越补越虚。

误区二：中药无副作用

随着人们对各种化学合成药、生物制剂副作用的深入认识，越来越多的人选择中药，加之很多医药产品夸大宣传，将中药的副作用忽略，给人一种"中药是纯天然的""中药是无害的"的错觉。

我们知道，在中医理论的指导下使用的中药是药物，其治病的基本思想有"以偏治偏"。所谓"以偏治偏"就是运用药物的偏性来调整人体功能的偏差，所以药物本身是有治疗作用的。现代药理研究表明，大部分中药没有肝肾毒性，但这并不代表它没有副作用。

误区三：非药物疗法无限制

目前，非药物疗法的作用被无限放大。然而，非药物疗法也有副作用，可能会对身体造成伤害。比如，被视为传统医学瑰宝的拔罐疗法，利用空气负压将人体体内的瘀血以及痰瘀、浊气等吸拔出来，从而达到防病治病的目的。但是，拔罐疗法的使用有适应证和禁忌证。

误区四：食疗人人适宜

食疗，是几千年华夏文明饮食文化的瑰宝，在我们日常防病保健中发挥着重要作用。当前各种食疗养生馆应运而生，观其食谱，大部分是甲鱼、海参、鲍鱼、枸杞、乌鸡等滋补食材、药材，当然也有马齿苋、紫背天葵、香芋、山药等具有清热解毒及平补的食材。菜品种类看似繁多，但是仔细研究，其实是简单地拼凑。食疗养生馆不能根据食用者的体质进行个性化搭配，造成重花样而轻药效的局面，使得食补达不到"补"的功效。

二、中医养生的八大禁忌

老了才养　许多人认为养生是老年人的事，年轻时无须养生，这种想法是错误的。养生要从娃娃抓起，正如机器不能等到旧了才保养，一旦零件有损，保养为时已晚，且效果也必将大打折扣。

病了才治　许多人不生病不检查身体，等到病了才看医生。其实，养生应以预防为主，平时应定期检查，定时保养。

饿了才吃　许多人不吃早餐或不按时就餐，理由是不饿。在正常情况下，食物在胃内经过4～5个小时后就会被全部排空，感

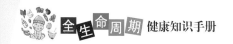

到饥饿时胃液已经开始"消化"胃黏膜。规律饮食、均衡营养，是养生保健必不可少的物质基础。

渴了才喝　平时不喝水，口渴才喝水是许多人的习惯。事实上，水在人体代谢中发挥的作用比食物还重要。感到口渴时，表明身体已经缺水到一定程度。临床发现，不常饮水的人，患便秘、尿路结石的概率明显高于常饮水的人。

急了才排　许多人没有定时排便的习惯，甚至有便不解，宁愿憋着，这样对健康极为不利。大小便在体内停留时间过长，容易引发便秘或使膀胱过度充盈。长时间不排泄，粪便和尿液中的有毒物质被人体吸收，会造成"自身中毒"。

困了才睡　人的一生约有1/3的时间是在睡眠中度过的，睡眠是人体新陈代谢活动中重要的生理过程。只有养成良好的睡眠习惯，保证每天不少于7小时的睡眠，才能维持生物钟的正常运转。但有些人不按时就寝，熬夜也毫无节制，不困不睡，甚至困了也强撑着，这不利于保护大脑，更易引起失眠，长此以往，危害健康。

累了才歇　累了才休息是许多人的习惯。其实，累是身体相当疲劳的感觉，感到累才休息为时已晚，应养成规律休息的习惯，做到不过分透支体力、脑力。

胖了才减　进食过量、营养过剩、缺乏运动是导致肥胖的主要原因，但这些都是可以预防的。时下，许多人无节制地大吃大喝，肥胖随处可见，一胖就易病。况且，目前尚无理想的减肥药问世。因此，减肥不如防胖，莫做"胖了再减""自己掐自己脖子"的傻事。